Hadhami Ghaffari

Asthme de l'enfant d'âge préscolaire : aspects cliniques et évolutifs

Hadhami Ghaffari

Asthme de l'enfant d'âge préscolaire : aspects cliniques et évolutifs

Presses Académiques Francophones

Imprint

Any brand names and product names mentioned in this book are subject to trademark, brand or patent protection and are trademarks or registered trademarks of their respective holders. The use of brand names, product names, common names, trade names, product descriptions etc. even without a particular marking in this work is in no way to be construed to mean that such names may be regarded as unrestricted in respect of trademark and brand protection legislation and could thus be used by anyone.

Cover image: www.ingimage.com

Publisher:
Presses Académiques Francophones
is a trademark of
International Book Market Service Ltd., member of OmniScriptum Publishing Group
17 Meldrum Street, Beau Bassin 71504, Mauritius

Printed at: see last page
ISBN: 978-3-8416-3551-8

Zugl. / Agréé par: Tunis, faculté de Médecine, 2007

Copyright © Hadhami Ghaffari
Copyright © 2015 International Book Market Service Ltd., member of OmniScriptum Publishing Group
All rights reserved. Beau Bassin 2015

Sommaire

Partie Théorique 6
    Introduction 6
    I.   Prévalence de l'asthme à l'âge préscolaire : 8
    II.   Les facteurs de Risque de l'Asthme Préscolaire: 10
        1. Le sexe : 10
        2. L'atopie : 11
            2.1. L'atopie familiale : 11
            2.2. L'atopie personnelle : 13
        3. Rôle de l'infection : 17
        4. L'exposition allergénique : 21
        5. La fonction respiratoire de base : 22
        6. La pollution : 23
            6.1. La pollution atmosphérique : 23
            6.2. La pollution intérieure : 24
        7. Les autres facteurs : 26
            7.1. Le régime alimentaire : 26
            7.2. Les conditions d'accouchement : 26
Partie Pratique 28
    Patients et Methodes 28
    I.   Patients : 28
        1. Critères d'inclusion : 28
        2. Population étudiée : 28
    II.   Methodes : 29

- 1. Recueil des données : ... 29
  - 1.1. Les données cliniques : ... 29
  - 1.2. Les examens paracliniques : ... 31
  - 1.3. Le traitement : ... 34
- 2. Suivi des malades : ... 34
- 3. Méthodologie de l'analyse statistique : ... 36

Résultats ... 38

I. Description de la population Etudiée ... 38
- 1. Epidémiologie : ... 38
  - 1.1. Age : ... 38
  - 1.2. Sexe : ... 39
- 2. Antécédents familiaux : ... 39
- 3. Antécédents personnels : ... 40
  - 3.1. Période néonatale : ... 40
  - 3.2. Les antécédents respiratoires : ... 40
  - 3.3. Atopie personnelle : ... 40
- 4. Habitat et environnement : ... 40
  - 4.1. Environnement : ... 40
  - 4.2. Tabagisme passif : ... 41
- 5. Les aspects cliniques : ... 41
  - 5.1. Nature des premiers symptômes : ... 41
  - 5.2. Caractère saisonnier : ... 41
  - 5.3. Age du diagnostic : ... 41
  - 5.4. Délai diagnostique : ... 42
  - 5.5. Examen clinique : ... 42
- 6. Les examens paracliniques : ... 42
  - 6.1. Radiographie du thorax : ... 42
  - 6.3. Exploration fonctionnelle respiratoire : ... 43

- 6.4. Autres examens paracliniques : 44
- 7. Sévérité initiale de la maladie : 44
  - 7.1. Nombre mensuel de crises : 44
  - 7.2. Nombre mensuel de recours aux urgences avec oxygénothérapie : 45
  - 7.3. Nombre d'hospitalisations : 45
  - 7.4. Intervalle intercritique : 45
  - 7.5. La classification initiale de la maladie : 46
- 8. Le traitement : 46
- III. Evolution de la population étudiée : 47

III. FACTEURS PRÉDICTIFS DE LA PERSISTANCE 51
DE L'ASTHME À L'ÂGE SCOLAIRE : 51

- 1. Le sexe : 51
- 2. Les antécédents de bronchiolite : 52
- 3. L'âge des premières manifestations sifflantes : 52
- 4. La nature des premiers symptômes : 53
- 5. Le caractère saisonnier : 53
- 6. La sévérité initiale de l'asthme : 54
  - 6.1. Le nombre mensuel de crises : 54
  - 6.2. Le nombre mensuel de consultations aux urgences : 55
  - 6.3. Le nombre total d'hospitalisations : 55
  - 6.4. La qualité de l'état intercritique : 56
  - 6.5. La déformation thoracique : 56
  - 6.6. La fonction respiratoire : 57
  - 6.7. La classification initiale de la maladie asthmatique : 58
  - 6.8. La corticothérapie inhalée : 59
- 7. Le terrain atopique : 59
  - 7.1. L'atopie familiale : 59

7.2. L'atopie personnelle :	61
8 . Autres facteurs :	66
8.1. Le tabagisme passif :	66
8.2. La consanguinité parentale :	67
8.3. L'allaitement maternel :	68

Discussion 69

I. ASPECTS CLINIQUES ET PARACLINIQUES DE 69
L'ASTHME DE L'ENFANT D'AGE PRESCOLAIRE : 69
    1. Aspects cliniques : 69
        1.2. les facteurs déclenchants ou triggers : 74
        1.3. la sévérité de l'asthme : 74
    2. Aspects paracliniques : 76
        2.1. La radiographie du thorax : 76
        2.2. Les tests cutanés : 77
        2.3. L'exploration fonctionnelle respiratoire : 79
        2.4. Le dosage des IgE sériques totales : 81
        2.5. L'éosinophilie sanguine : 82

II. DEVENIR DE L'ASTHME DE L'ENFANT D'AGE 83
PRESCOLAIRE : 83

IV. FACTEURS PREDICTIFS DE LA PERSISTANCE DES
MANIFESTATIONS SIFFLANTES : 91
    1. Le sexe : 91
    2. L'atopie : 92
        2.1. L'atopie familiale : 92
        2.2. L'atopie personnelle : 93
    3. La fonction respiratoire : 97
    4. Le remodelage bronchique : 99
    5. L'inflammation : 99

    6. L'infection : 100
    7. La pollution : 101
    8. La sévérité de la maladie : 102
    9. Le traitement :... 103
Conclusion.. 106
Références 115
Annexe 1 138

PARTIE THEORIQUE

INTRODUCTION

L'asthme est la maladie chronique la plus fréquente de l'enfant [107,176]. Sa prévalence n'a pas cessé d'augmenter durant ces quatre dernières décades affectant plus de 10% de la population pédiatrique [5,176].

Les manifestations cliniques débutent tôt dans la vie. En effet plus de 50% des enfants asthmatiques sont symptomatiques durant les deux premières années de la vie et 10% avant l'âge de un an [10,68].

Ces manifestations reconnaissent de multiples composantes étiologiques plus ou moins intriquées: allergiques, inflammatoires, infectieuses, neurovégétatives, ou psychiques [157].

La période préscolaire est une période de transition entre le nourrisson et le grand enfant. Elle se situe au carrefour de l'obstruction viro-induite et du véritable asthme allergique [53]. Ainsi à cet âge, l'asthme regroupera des particularités cliniques propres au nourrisson et au grand enfant.

La définition de la période préscolaire est différente selon les pays. En France, elle sous-entend les enfants de moins de trois ans. Aux États Unis, elle s'étend jusqu'à l'âge de cinq ans, en excluant, dans certains travaux, le nourrisson [13].

Les symptômes révélateurs à cet âge sont divers et le sifflement ne résume pas toute la symptomatologie clinique. D'autres manifestations cliniques, moins typiques, peuvent être prédominantes ou inaugurales [107].

Ces signes, moins alarmants, sont souvent négligés par la famille et méconnus par le médecin, conduisant à un retard du diagnostic et de la prise en charge [107].

Une mauvaise prise en charge ne peut que compromettre le pronostic respiratoire de l'enfant et altérer la qualité de sa vie familiale, scolaire et sociale ; c'est dire la nécessité d'un diagnostic précoce et d'une prise en charge adaptée [107].

Le devenir de l'asthme de l'enfant d'âge préscolaire est encore l'objet de controverses, et bien qu'à l'échelon individuel il soit difficile de prédire la persistance de l'asthme, un certain nombre de facteurs pronostiques semblent péjoratifs [27,54]. Le sexe masculin, l'atopie familiale et personnelle, les bronchiolites sévères, le tabagisme passif ainsi que des taux élevés de certains marqueurs de l'inflammation ont été retenus par certaines études [195].

Le but de ce travail prospectif est d'étudier les caractéristiques épidémiologiques, cliniques et paracliniques de l'asthme de l'enfant d'âge préscolaire, d'évaluer son devenir à moyen et à long terme et d'identifier les éventuels facteurs prédictifs de la persistance de l'asthme à l'âge scolaire.

I. PRÉVALENCE DE L'ASTHME A L'AGE PRESCOLAIRE :

L'OMS estime que l'asthme atteint environ 200 millions de personnes dans le monde, que sa fréquence augmente régulièrement depuis 20 ans et que sa mortalité reste inquiétante avec plus de 180 000 morts par an dans le monde [41].

L'asthme est la plus fréquente des maladies pédiatriques chroniques avec une prévalence qui varie de 1,5 à 23% [25].

Les manifestations cliniques débutent tôt dans la vie. En effet plus de 50% des enfants asthmatiques sont symptomatiques durant les deux premières années de la vie et 10% avant l'âge de un an [10,68].

La prévalence de l'asthme chez l'enfant d'âge préscolaire est difficile à préciser. En effet, la définition de cette période varie d'une étude à une autre. Pour certains la période préscolaire s'étale de la naissance à 5 ans, alors que pour d'autres elle est comprise entre 2 et 5 ans [13,54]. Ceci explique toutes les difficultés rencontrées lors de la comparaison des données de la littérature (Tableau n°I).

Le deuxième biais observé dans l'analyse des études épidémiologiques est lié aux méthodes diagnostiques utilisées. Les études effectuées au moyen de questionnaires rapportent des fréquences souvent plus élevées que celles incluant des tests objectifs mesurant les débits ou recherchant une hyperréactivité bronchique (HRB). Ces tests sont difficiles à appliquer pour un dépistage de masse chez l'enfant. Les meilleurs questionnaires sont ceux qui offrent le meilleur compromis entre la sensibilité et la spécificité [25,41,206].

Tableau n°I : prévalence de l'asthme de l'enfant d'âge préscolaire selon les études

Etude	Age	Prévalence de l'asthme
Lehingue [108]	3-5ans	2%
Marcouire [125]	3-4ans	7,3%
Le Louarn [107]	5-6ans	6,5%
Wong [211]	2-6ans	9,3%

Quoiqu'il en soit, les statistiques mondiales rapportent une augmentation de la prévalence de l'asthme et des maladies respiratoires dans tous les pays [49,142, 196,203].

En effet, depuis 1960, et quel que soit le pays et l'ethnie, la fréquence de l'asthme s'accroît d'environ 6 à 10 % par an chez l'enfant [41].

Une grande étude anglaise menée durant les années 90 a montré que la prévalence, l'incidence et le taux d'hospitalisation pour asthme, les plus élevés sont observés à la période préscolaire [140].

Pour Kuehni [94], la prévalence de l'asthme préscolaire (1-5 ans) est passée de 11% en 1990 à 19% en 1998. Le taux d'hospitalisation pour asthme à l'âge préscolaire est trois fois plus important que chez l'enfant plus âgé et six fois plus important que chez l'adulte [54].

Néanmoins, au cours de la dernière décade, un plateau semble avoir été atteint dans certains pays, avec une stabilisation voire une inversion de la courbe de prévalence de l'asthme [4,49,163,196,203]. Les arguments avancés pour expliquer ce déclin seraient une meilleure connaissance des facteurs de risque sur lesquels une action préventive a été possible. Ceci ne peut expliquer qu'en partie ce phénomène [196].

Parallèlement, le taux d'hospitalisation pour asthme a aussi augmenté pour se stabiliser voire régresser à partir des années 90. Les mesures préventives et l'utilisation des corticoïdes inhalés (CI) ont largement contribué à cette diminution [159,196,208].

Chez l'enfant d'âge préscolaire, la mortalité par asthme semble exceptionnelle. Son taux avoisine 0,4 pour 100 000 habitants, soit 0,1% des décès dans la tranche d'âge de 0 à 5 ans [45].

II. LES FACTEURS DE RISQUE DE L'ASTHME PRESCOLAIRE :

1. Le sexe :

Le sexe masculin a été identifié dans plusieurs études épidémiologiques, comme étant un facteur de risque d'atopie et des différentes maladies allergiques [20,133,135,155, 179] (tableau n°II).

Tableau n°II : Asthme d'âge préscolaire : répartition selon le sexe

Auteurs	Age	garçons	filles	Sex-ratio
Melén [133]	3-6 ans	138	43	3,2
Loftus [117]	1,5-6 ans	62	30	2,06

Pour Sigurs, le sexe masculin est parmi les facteurs associés au développement des symptômes obstructifs que ce soit à l'âge de 3 ans [179] ou à l'âge de 7ans et demi [180]. Ce résultat a été confirmé par Martinez [127] qui a suivi au Tucson une cohorte de 826 nouveau-nés. Dans cette étude le sexe masculin a été identifié comme un facteur de risque de développement des différents types de sifflement à l'âge préscolaire.

Dans l'étude multicentrique PEAK (Prevention of Early Asthma in Kids) [57], incluant 285 enfants âgés de 2 à 3 ans et à haut risque d'asthme persistant (wheezing fréquent associé à un ou plusieurs facteurs de risque d'asthme), les auteurs démontrent que les enfants de sexe masculin ont un plus grand risque d'asthme et de positivité des paramètres d'atopie personnelle (tests cutanés, IgE totales, éosinophilie sanguine).

2. L'atopie :

2.1. L'atopie familiale :

Le rôle du terrain atopique dans la survenue de l'asthme à l'âge préscolaire a été largement étudié [18,57,115,127]. L'importance de la prédisposition familiale a été diversement appréciée selon le type de manifestation atopique considérée et le degré de parenté des sujets atteints [44,127,129,163].

La valeur des antécédents familiaux d'atopie pour le diagnostic de l'asthme à l'âge préscolaire semble grande [57,115,117]. L'asthme parental et en particulier maternel serait un important facteur de risque d'asthme chez l'enfant d'âge préscolaire. Dans l'étude de Litonjua et col [115], portant sur 306 enfants âgés en moyenne de 3,5 ans, il a été montré que le risque d'asthme chez les enfants de moins de 5 ans était plus important en cas d'asthme maternel (OR=5) qu'en cas d'asthme paternel (OR=1,6). Chez les enfants âgés de plus de 5 ans, le rôle de l'asthme maternel et de l'asthme paternel étaient équivalents (OR respectifs à 4,6 et 4,1).

Cette forte relation entre l'asthme maternel et l'asthme de l'enfant a été confirmé par d'autres études avec des odds ratios variant entre 3,3 et 9,7 [18]. D'autres études rapportent des résultats contraires.

Dans une étude portant sur 6665 enfants âgés de 9 à 11 ans, Dold [44] a montré que l'asthme paternel est plus souvent associé à un asthme de l'enfant que l'asthme maternel (OR respectifs à 4,4 et 1,5).

Ces conclusions sont partagées par plusieurs autres auteurs qui démontrent, en plus, que le risque de développer un asthme à l'âge préscolaire est plus important quand les deux parents sont atopiques et surtout asthmatiques [1,115,118]. Par comparaison aux enfants ayant un parent sensibilisé aux pneumallergènes mais non asthmatique, les enfants ayant un parent ou deux parents asthmatiques ont respectivement 3 fois et 6 fois plus de risque de développer un asthme [115].

Dans certaines études, les antécédents familiaux d'asthme ont été associés à la sévérité de la maladie avec un plus grand risque d'hospitalisation pour crise d'asthme sévère [166] et de recours à la ventilation assistée [111].

Cette agrégation d'asthmatiques et de maladies allergiques au sein d'une même famille a toujours fait suspecter une certaine prédisposition génétique [64,149]. Les études sur la concordance chez les jumeaux homozygotes sont venues conforter cette hypothèse en démontrant qu'au moins 60% de la prédisposition à l'asthme est génétiquement transmise [89]. Cette prédisposition ne peut être que polygénique [41,69]. Les multiples associations de plusieurs gènes à effets modérés expliquent l'hétérogénéité clinique de l'asthme [41]. En effet, à cette date, près de 79 gènes ont été identifiés [104].

2.2. L'atopie personnelle :

➤ La dermatite atopique (DA) :

La dermatite atopique (DA) est considérée comme un important facteur de risque pour le développement ultérieur d'un asthme [23,57,60,162]. Certaines études soutiennent l'hypothèse de la marche atopique avec une séquence typique des manifestations allergiques. La DA en représente le mode d'entrée prédisant l'apparition secondaire de l'asthme et de la rhinite allergique (RA) [60,147,162,202]. D'autres études plaident plutôt pour un phénotype atopique avec une co-expression de l'asthme et de la DA [73].

Ohshima [147] a trouvé que 45% des 169 enfants suivis pour une DA, ont développé un asthme à l'âge de 5 ans. La même fréquence (47%) a été notée dans l'étude de Gustafsson [60] portant sur 94 enfants porteurs d'une DA et suivis pendant 7 ans.

Cette association entre la DA et l'asthme est plus forte si une atopie familiale est associée. En effet, Bergmann [7] a trouvé que 50% des enfants ayant une DA et une histoire familiale d'atopie développent un asthme à 5 ans contre seulement 28% des enfants qui ont uniquement la DA.

Par ailleurs, cette association semble évoluer parallèlement à la sévérité de la DA. Ainsi Guillet [59] trouve que 93% des enfants ayant une DA sévère sont sensibilisés aux aéroallergènes et 79% ont des signes cliniques d'allergie respiratoire à l'âge de 3 ans. Les résultats de l'étude de Gustafsson [60] vont dans le même sens : les enfants qui ont une DA sévère développent plus fréquemment un asthme par rapport aux enfants qui ont une DA modérée avec des fréquences respectives de 70% et de 30% (p<0,03).

➤ L'allergie alimentaire (AA) :

La présence d'une AA au cours des premières années de vie semble être prédictive du développement, à l'âge préscolaire, des manifestations allergiques, dont l'asthme [38]. Laan [102] trouve que 40% des nourrissons ayant eu une AA à l'âge de 12 mois, ont des manifestations d'asthme à l'âge de 2 ans. Ces résultats ont été confirmés par Tariq [190] qui a suivi prospectivement une cohorte de 1218 nouveau-nés. La présence d'une allergie à l'œuf au cours des 2 premières années de vie multipliait par 5 le risque de survenue d'un asthme à l'âge de 4 ans et par 6 le risque d'acquisition de sensibilisations aux aéroallergènes.

➢ La rhinite allergique (RA) :

Comme chez l'enfant plus âgé, à l'âge préscolaire, la RA et l'asthme sont souvent associés [40,63,155,157]. En effet, ces deux pathologies tissent des liens physiopathologiques étroits [63].

Les études qui se sont intéressées aux enfants atteints de RA et d'asthme, ont montré que la rhinite a tendance à précéder l'asthme [55,72]. Ainsi, la RA est considérée comme un facteur de risque de poids pour le développement de l'asthme. Dans un travail portant sur 1402 enfants d'âge préscolaire (3-5 ans), Peroni [155] montre que les enfants qui ont eu une RA dans les 12 derniers mois avaient un risque significativement plus important d'asthme par rapport aux enfants sans symptomatologie nasale (20,8% vs 6,2%, p<0,001, OR=3,98).

De même, dans une étude rétrospective portant sur 16333 enfants, Rusconi [167] conclut que la présence d'un antécédent personnel de RA multiplie par 10 le risque d'avoir un asthme. Ce risque serait encore plus important lorsque la RA est persistante et sévère [56].

La nature de cette relation entre la RA et l'asthme a toujours été un sujet de controverses. Ainsi plusieurs études plaident en faveur d'une association fréquente entre la RA et l'HRB. Cette dernière étant un facteur de risque d'évolution de la RA vers l'asthme [157]. D'autres auteurs retiennent l'hypothèse de l'atopie. En effet, ces deux pathologies partagent plusieurs facteurs de risque : une histoire familiale d'atopie, le sexe masculin, une sensibilisation [155]. Ainsi, dans la cohorte de Tucson, les enfants porteurs d'un taux sérique élevé d'IgE totales au cours de leur première année de vie étaient susceptibles de développer une RA, comme une manifestation précoce du statut atopique [213]. Par ailleurs, Peroni [155] a trouvé que les enfants porteurs d'une RA ont plus souvent des tests cutanés positifs par rapport aux enfants témoins (29.9% vs 13.7%, p<0.001).

L'atopie ne semble cependant pas expliquer à elle seule cette relation entre la RA et l'asthme. En effet, il a été démontré que la RA, particulièrement si elle est perannuelle, est un facteur de risque d'asthme indépendant de l'atopie [56,112,113].

➢ Les marqueurs de l'atopie :

- <u>Les tests cutanés</u>

Plusieurs études ont démontré l'existence d'une relation entre la sensibilisation précoce et le développement d'un asthme du nourrisson et du jeune enfant [37,74, 161,183].

La sensibilisation aux pneumallergènes semble constituer un facteur de risque majeur pour le développement d'un asthme. Dans une étude portant sur 89 nourrissons hospitalisés pour une première crise de dyspnée sifflante, Reijonen et coll [161] démontrent que les tests cutanés sont positifs dans 27% des cas à l'âge de 16 mois et dans 39% à l'âge de 4 ans. A l'âge de 16 mois, la sensibilisation aux pneumallergènes et en particulier aux phanères des animaux était prédictive du développement d'un asthme à l'âge de 4 ans (RR=9,5 ; p=0,001). Les sensibilisations aux pollens et aux trophallergènes étaient rares et sans influence sur l'avenir de ces nourrissons.

Dans un travail portant sur 67 nourrissons hospitalisés pour une première crise de dyspnée sifflante, Delacourt [37] démontre la responsabilité des sensibilisations aux pneumallergènes, et en particulier aux acariens dans le développement de l'asthme du nourrisson et du jeune enfant suggérant ainsi un rôle pathogénique de l'hypersensibilité immédiate dans la genèse de l'asthme de l'enfant. La sensibilisation aux acariens est retenue, par plusieurs auteurs comme une cause majeure d'asthme dans les régions chaudes et humides [79].

Quant aux trophallergènes, leur valeur prédictive est beaucoup plus controversée. Reijonen et coll [161] ont suivi prospectivement pendant 3 ans 89 enfants âgés de moins de 2 ans. Une liaison statistiquement significative a été notée entre la sensibilisation précoce aux poissons, à l'âge de 8 mois, et le développement d'un asthme à l'âge de 4 ans (p=0,004). Aucune autre sensibilisation alimentaire (blanc d'œuf, lait de vache, blé) n'était corrélée au développement de l'asthme [161]. La sensibilisation au blanc d'œuf semble être prédictive de l'apparition ultérieure de sensibilisations aux pneumallergènes et d'un asthme. Nickel [143] a démontré qu'une sensibilisation à l'œuf présente à l'âge de un an prédisait le développement d'une sensibilisation à un pneumallergène à l'âge de 3 ans, mais le lien avec la survenue de manifestations d'asthme n'a pas été précisé dans cette étude. Pour Burr [19] la présence d'un test cutané positif au blanc d'œuf à l'âge de 6 mois est prédictive de l'apparition d'une sensibilisation aux acariens à l'âge de 7 ans (p<0,001) et du développement d'un asthme au même âge (OR=3,09).

Par ailleurs, la positivité des tests cutanés serait prédictive d'un asthme sévère et ce d'autant plus que les allergènes incriminés sont des allergènes perannuels type acariens [96] ou qu'il existe une polysensibilisation [133].

La relation entre la positivité des tests cutanés et la sévérité de l'asthme a été largement étudiée. Pour certains [141,170,171], des tests cutanés positifs sont prédictifs d'un asthme avec des exacerbations et des hospitalisations fréquentes et des besoins importants en CI. Pour d'autres [77,182], le type et le nombre de sensibilisation ne sont pas corrélés à la sévérité de la maladie asthmatique.

- Les IgE sériques totales

La relation entre les IgE sériques totales et le développement d'un asthme chez l'enfant a toujours été un sujet de controverses [130,168]. Il a été démontré que l'élévation des IgE sériques totales précède la symptomatologie clinique et prédit le développement ultérieur de l'asthme. L'analyse de la cohorte de Tucson montre que les enfants qui ont développé un asthme à l'âge préscolaire avaient, comparativement aux enfants indemnes d'asthme, une élévation précoce dès l'âge de 9 mois du taux des IgE sériques totales [177].

Plus impressionnante encore, est la relation entre le taux des IgE au niveau du sang du cordon et le développement d'asthme de l'enfant à tel point que certains auteurs ont validé ce dosage comme un excellent test de dépistage dans les familles à risque [86]. Ainsi, Sadeghnejad [168] a montré qu'un taux élevé des IgE cordales est un facteur de risque de sensibilisation à l'âge de 4 ans et de 10 ans et un facteur de risque d'asthme à 10 ans. Le taux des IgE cordales serait la résultante d'une interaction materno-fœtale. L'environnement hormonal pendant la grossesse chez une femme atopique favorise l'activation de la voie Th-2 fœtale et ainsi la production d'IgE [169].

Chez l'enfant, un taux élevé d'IgE sériques totales serait lié à la sévérité de la maladie asthmatique. En effet plusieurs auteurs [92,139] ont montré qu'un taux élevé d'IgE est corrélé à des volumes pulmonaires plus bas et à un asthme instable avec recours fréquent aux CI et aux hospitalisations.

3. Rôle de l'infection :

Les relations entre les viroses respiratoires contractées au cours des premières années de la vie et le développement d'un asthme à l'âge préscolaire ont été largement débattues [90,137,207]. Pour certains [127,185,198], ces infections virales sont à l'origine de l'asthme viro-induit de l'enfant non atopique d'âge préscolaire. Cet asthme est réputé de pronostic favorable avec disparition des manifestations sifflantes au cours de la première décade de la vie. Ces infections ne semblent donc pas augmenter le risque d'asthme allergique. Pour d'autres auteurs [22,179,180], ces infections de la première enfance faciliteraient le développement de sensibilisations et donc d'asthme allergique.

Distinguer ces deux types d'asthme de pronostics différents est difficile d'autant plus que 80% des exacerbations de l'asthme de l'enfant sont provoquées par des infections virales même chez des patients sensibilisés aux pneumallergènes [45].

Ainsi, Stein [185] trouve que les infections respiratoires à VRS (virus respiratoire syncytial) contractées au cours des trois premières années de la vie multiplient par 4 le risque d'asthme à l'âge de 6 ans sans augmenter le risque de développer une sensibilisation. Le risque d'asthme diminue au fil des années pour devenir non significatif au-delà de l'âge de 10 ans. Sigurs [179] considère qu'une bronchiolite sévère à VRS survenant au cours de la première année de vie constitue le principal facteur de risque de l'apparition d'un asthme à l'âge de 3 ans (RR=9,9). La co-existence d'un antécédent familial d'asthme majore le risque relatif qui atteint 38,7. Dans cette même étude il a été également démontré qu'un antécédent de bronchiolite sévère à VRS augmente aussi le risque de développer des sensibilisations aux pneumallergènes attestées par des tests cutanés positifs (RR=12,3) ou par des IgE spécifiques (RR=7,7). Ces mêmes résultats sont également observés à l'âge de 7 ans et demi [180].

En fait, la quasi-totalité des enfants rencontre le VRS avant l'âge de 3 ans [50], il est donc vraisemblable que le risque de voir apparaître un asthme est lié non pas au VRS mais à la sévérité de l'infection et/ou à sa survenue sur un terrain génétiquement prédisposé [106].

Des études récentes soulignent le rôle du rhino-virus (RV) dans le genèse de l'asthme à l'âge préscolaire [76,91,109]. Dans un travail récent, Lemanske [109] a montré, que par comparaison à l'infection à VRS, un antécédent d'infection sévère à RV, avec ou sans wheezing, augmente de 2 à 3 fois le risque d'asthme à l'âge de 3 ans.

Les virus semblent agir par deux mécanismes :
    altération de la réponse immunitaire,
    altération des fonctions respiratoires.

En effet, plusieurs études soulignent le dérèglement immunitaire viro-induit [31,50,109,179]. Ainsi, l'étude de Busse [22] démontre que les virus à tropisme respiratoire sont capables d'induire ou de révéler sur un terrain prédisposé un déséquilibre de l'immuno-régulation lymphocytaire T. Ce déséquilibre favorisera la synthèse des IgE dirigées non seulement contre les virus mais aussi contre les allergènes auxquels l'enfant serait exposé. Dans le même sens, Welliver [207] a montré qu'il existe une corrélation entre la synthèse et le titre des IgE spécifiques anti-VRS retrouvées pendant et après une bronchiolite à VRS survenue au cours de la première année de vie et l'apparition d'asthme à l'âge de 4 ans. Cette corrélation n'est plus vraie à l'âge de 7 ans. Ainsi, l'infection virale serait capable d'induire une sensibilisation aux pneumallergènes auxquels l'enfant est exposé [31,109].

A côté de la facilitation des sensibilisations allergéniques, les virus seraient responsables du développement d'une HRB et d'une diminution des volumes pulmonaires qui persistent plusieurs années après la bronchiolite [43,87,131,137,205]. Différentes études ont démontré l'augmentation de la fréquence des manifestations respiratoires obstructives dans les deux années suivant une bronchiolite à VRS [91,179,207]. Cette relation est forte en présence d'antécédents familiaux d'asthme et elle reste significative en leur absence [90,179].

L'agression virale entraîne ou démasque-t-elle des perturbations fonctionnelles respiratoires chez l'enfant d'âge préscolaire ? Ces deux hypothèses semblent plausibles. En effet, chez des enfants sains, la récurrence des infections respiratoires virales peut endommager des poumons en pleine croissance et induire le remodelage des voies aériennes faisant ainsi le lit du wheezing récidivant ou de l'asthme [119]. Chez d'autres enfants, il a été démontré l'existence d'un déficit ventilatoire précédant les infections respiratoires basses de la première année de vie [127] prédisposant ainsi ces enfants aux infections virales et au wheezing récidivant [109].

Des études plus récentes suggèrent des effets contraires : les infections virales pourraient avoir un rôle protecteur [61,110,134,145]. En effet, les infections virales ou bactériennes de la petite enfance pourraient détourner le système immunitaire et prévenir le développement des maladies allergiques : c'est la théorie hygiéniste. Ball et ses collaborateurs [6] ont démontré que la présence d'un ou deux frères et sœurs plus âgés à domicile diminue le risque d'asthme (risque relatif : 0,8 ; p=0,04).

Dans le même sens, les enfants qui fréquentent les crèches, pendant les six premiers mois de vie, ont plus de risque d'avoir des infections respiratoires virales entre 2 et 5 ans [6,124,138] mais un risque d'asthme diminué à l'âge de 6 et 13 ans (risque relatif : 0,4 ; p=0,04) [6,93].

La théorie la plus valide serait celle qui stipule que les virus activent préférentiellement les lymphocytes TH1, producteurs de l'INF gamma, qui est un puissant inhibiteur de la synthèse des IgE. Les lymphocytes TH2, prédominants au cours du premier semestre de la vie, se trouvent inhibés et la production d'IL4, qui stimule la synthèse des IgE, se trouve aussi diminuée.

L'absence d'une telle inhibition pendant l'enfance permet une expansion et une maturation des cellules TH2 mémoires et la pérennisation du profil atopique [128,158]. Ainsi, les infections virales répétées, en particulier tôt dans la vie, pourraient protéger d'une sensibilisation précoce [6].

Ces mêmes constations ont été observées avec d'autres virus, tels que le virus de la rougeole ou de l'hépatite A, ou même avec le Chlamydia Pneumoniae et les mycobactéries [157,200]. Pour certains [157,186] la vaccination et l'antibiothérapie seraient incriminées dans l'augmentation de la prévalence de l'asthme et de l'atopie.

4. L'exposition allergénique :

L'augmentation de la prévalence de l'asthme ces dernières décades a été largement imputée à l'augmentation de l'exposition allergénique [41,79].

L'isolation des maisons, les systèmes de chauffage plus performants, la diminution de l'aération des locaux et la présence de moquette et de tapisserie créent une ambiance chaude et humide donc idéale pour la croissance des acariens [41,79]. On enregistre également une augmentation de la prévalence des blattes dans les habitats collectifs [79].

Plusieurs études suggèrent l'existence d'une liaison entre l'exposition allergénique et l'acquisition d'une sensibilisation à l'âge préscolaire [16,105,133,201]. Cette liaison dépendrait de la charge allergénique [133,201], de la date d'exposition [16,133] et de l'existence ou non d'un terrain atopique [30,97]. Dans l'étude allemande multicentrique sur l'atopie (GNAS) [201], 1314 enfants ont été suivis depuis la naissance jusqu'à l'âge de 7 ans. Les concentrations d'acariens et des allergènes de chat dans la poussière des tapis étaient fortement corrélées au développement de sensibilisations vis à vis de ces allergènes durant les 3 premières années de vie. La courbe effet-dose était plus évidente en cas d'association à un terrain atopique familial.

Pour Kuehr [97], le risque de sensibilisation aux acariens apparaît à partir de 2 µg de l'allergène majeur Der pI par gramme de poussière, chez les enfants atopiques et 30µg/g en l'absence d'atopie.

D'autres études ont établi un lien entre l'intensité d'une exposition à un pneumallergène et le développement précoce d'un asthme, qu'il s'agisse d'une exposition aux acariens [183], aux blattes [52] ou aux poils de chat [133]. Sporik et coll [183] démontrent que l'exposition précoce (< un an) à une quantité importante d'acariens (>10µg/g), d'un enfant ayant un terrain atopique familial, favorise l'apparition d'un asthme au cours de la première décennie (RR=4,8 ; p=0,05).

D'autres études [34,105] ne retiennent pas le rôle favorisant de l'exposition précoce à un ou plusieurs pneumallergènes. En effet, les études épidémiologiques ne trouvent pas une plus faible prévalence de l'asthme chez les enfants vivants en altitude ou dans des zones désertiques par rapport aux enfants habitants en zones humides et infestées par les acariens [200]. Il est donc probable que les facteurs modulant l'apparition d'une sensibilisation et ceux intervenant dans la genèse de l'asthme ne sont pas strictement superposables. Le développement de l'asthme serait la résultante de l'interaction entre les facteurs génétiques, les allergènes et d'autres facteurs environnementaux [38].

5. La fonction respiratoire de base :

Les poumons sont en plein développement pendant les deux années suivant la naissance. Tout facteur pouvant interférer avec la croissance pulmonaire en anténatal (tabagisme maternel) ou en post natal (infection virale) est susceptible d'altérer la géométrie des voies respiratoires [17,134].

Dans les études de cohortes de nouveau-nés, la mesure des paramètres fonctionnels respiratoires avant toute affection respiratoire basse, et en particulier le débit expiratoire maximal au niveau de la capacité résiduelle fonctionnelle (Vmax CRF), a montré qu'une diminution des volumes pulmonaires précédait et prédisait la survenue d'affections respiratoires basses avec sifflements au cours de la première année de vie [134,195]. Par ailleurs, il existe de fortes corrélations entre les fonctions respiratoires pré-infections respiratoires et la survenue de syndromes obstructifs récurrents durant les trois premières années de vie [127]. Ainsi, il semble que la géométrie des voies aériennes et la fonction respiratoire de base constituent des facteurs de risque de sifflement chez les nourrissons et les petits enfants. Il est également probable que les déficits des volumes pulmonaires observés chez les adultes à antécédents de maladies respiratoires dans l'enfance seraient présents très tôt dans la vie depuis la naissance [134].

6. La pollution :

6.1. La pollution atmosphérique :

Deux types de pollution atmosphérique existent : la pollution acidoparticulaire avec le dioxyde de soufre (SO_2) et les grosses particules de fumée noire, d'origine essentiellement industrielle et la pollution photochimique, d'origine automobile, avec le dioxyde d'azote (NO_2), l'ozone et les particules fines représentées essentiellement par les vapeurs de diesel [79].

L'enfant d'âge préscolaire est plus exposé à la pollution atmosphérique que le nourrisson vu l'intensité de sa vie extérieure. Le rôle de la pollution atmosphérique dans la genèse de l'asthme est très controversé [79]. Herbarth [66] a montré que les risques d'asthme et d'allergie chez 1000 enfants d'âge préscolaire, sont significativement associés à une exposition durable et à des taux élevés de certains polluants liés au trafic automobile avec des odds ratios de 1,5 à 1,8. dans une étude tunisienne [70] comparant des enfants âgés de 8 à 20 ans, vivants en zone polluée, à d'autres vivants en zone non polluée, la prévalence des crises d'asthme était 5 fois plus importante en zone polluée.

L'étude princeps de Von Mutius [199] montre que le mode de vie urbain occidental favorise la pathologie immuno-allergique, donc le développement de l'atopie, sans pour autant augmenter le risque d'asthme de façon significative. Une synergie entre l'exposition allergénique et la pollution photochimique a été invoquée suite à une interaction entre certains polluants et certains allergènes inhalés [79]. Ainsi, la pollution serait plutôt un facteur d'exacerbation de l'asthme et d'amplification des réponses allergéniques qu'un véritable facteur déterminant dans la genèse de l'asthme [79,127,200].

6.2. La pollution intérieure :

Le dioxyde d'azote (NO_2) est aussi un polluant domestique. Il provient des cuisinières à gaz, des veilleuses des chauffe-eau, des cheminées à foyer ouvert, des radiateurs à gaz et de la fumée du tabac.

L'absence de ventilation mécanique efficace dans la cuisine conduit à une augmentation des niveaux d'exposition au NO_2 [79].

Dans une étude portant sur 426 enfants âgés de moins de 6 ans, Wong [212] a montré que l'utilisation des cuisinières à gaz augmente le risque d'apparition des pathologies respiratoires dont l'asthme. Une relation dose-réponse entre la fréquence quotidienne de l'utilisation de ces cuisinières et la prévalence de la pathologie respiratoire a été notée. Ces résultats n'ont pas été confirmés par Willers et col [210] qui ont étudié une cohorte de 3000 nouveau-nés. Ces enfants ont été suivis cliniquement et par des dosages des IgE spécifiques. Aucune relation n'a été retrouvée entre l'utilisation des cuisinières à gaz et le développement d'asthme ou de sensibilisation jusqu'à l'âge de 5 ans.

Diverses études soulignent le rôle de l'exposition in utero aux polluants domestiques. Plusieurs auteurs ont mis en évidence une corrélation positive et significative entre le niveau d'exposition, pendant la grossesse, à la poussière de maison [9] ou à des produits à usage domestique (désinfectants, insecticides, peintures, vernis,..) [178] et le risque de wheezing persistant de l'enfant à l'âge préscolaire.

C'est certainement le tabac, principal polluant d'intérieur, qui a l'effet le plus délétère sur les voies aériennes [79,160]. En effet, plusieurs auteurs ont montré que le tabagisme passif, particulièrement chez les moins de 5 ans, favorise le développement des épisodes de dyspnée avec sifflement, l'HRB et l'asthme [62,79,160]. L'effet serait dose dépendant. Ainsi, l'effet du tabagisme maternel est plus grand du fait de l'importance de la relation mère-enfant à l'âge préscolaire [79,160].

Par ailleurs, pour certains [100,114], le tabac favoriserait l'apparition de sensibilisations à certains allergènes intérieurs.

Le tabagisme maternel anténatal affecte le développement pulmonaire du fœtus avec réduction des fonctions pulmonaires et prédisposition aux sifflements précoces à l'âge préscolaire [116,136,184]. L'étude de Tucson [184] a montré que le tabagisme maternel anténatal était fortement lié à l'apparition de sifflement avant l'âge de 3 ans (OR : 2,3 ; intervalle de confiance à 95% : 1,4-3,8).

L'étude de Jurado [81] portant sur 500 enfants âgés de 5 ans, aboutit à des conclusions similaires. Le tabagisme maternel pendant la grossesse est associé à une augmentation du risque de wheezing lors des infections respiratoires de l'enfant (OR=2). Le tabagisme maternel postnatal est associé, quant à lui, à une augmentation du risque de toux grasse (OR=2,8), tandis qu'une exposition à un tabagisme paternel est associé à une augmentation légère, à la limite de la significativité, des risques de wheezing et de toux sèche [81].

7. Les autres facteurs :

7.1. Le régime alimentaire :

L'effet protecteur de l'allaitement au sein a toujours été controversé. Une étude australienne a prouvé qu'un allaitement exclusif au sein pendant les 4 premières semaines de vie diminue le risque de développer un asthme chez les enfants âgés de 6 ans, qu'ils avaient ou non une histoire maternelle d'asthme [146]. D'autres [172] trouvent que l'allaitement au sein augmente le risque d'asthme et d'atopie chez l'enfant.

Des études plus récentes montrent que la composition du lait maternel a changé avec des proportions variables en acides gras n-3 poly insaturés, n-6 poly insaturés, acide alpha Linolénique et cytokines [48]. De façon parallèle, nous observons des changements des habitudes alimentaires avec diminution de la consommation du poisson frais et des acides gras oméga 3, une augmentation de la prise du sodium et des huiles végétales, ainsi qu'une prise inadéquate d'antioxydants (vitamines C, A, E, sélénium, zinc, cuivre). Tous ces changements pourraient influencer le développement des maladies allergiques et de l'asthme en particulier [42,62,83].

7.2. Les conditions d'accouchement :

Quelques études initiales avaient suggéré que la naissance par césarienne était associée à une légère augmentation du risque d'asthme chez l'enfant et l'adolescent. Cette augmentation résulterait des problèmes respiratoires néonatals si fréquemment associés à ce mode d'accouchement et qui seraient impliqués dans l'apparition ultérieure d'un asthme [157].

Des études plus récentes n'ont trouvé aucune relation entre le mode d'accouchement et le risque d'asthme chez l'enfant [80,209]. En effet, Juhn et col [80] ont montré, dans leur étude rétrospective à propos de 7106 enfants âgés de 6 ans, que le risque d'asthme à cet âge n'est pas corrélé à l'accouchement par césarienne. Ces résultats ont été confirmés par Werner [209] qui a suivi prospectivement 7119 couples mère-enfant.

PARTIE PRATIQUE

PATIENTS ET METHODES

I. PATIENTS :

1. Critères d'inclusion :

Ont été inclus dans cette étude tous les enfants qui ont été hospitalisés dans le Service de Médecine Infantile « B » de l'Hôpital d'Enfants de Tunis ou vus en consultation entre janvier 1996 et janvier 2005, pour un asthme apparu entre l'âge de 2 et 5 ans.

Ces enfants ne doivent pas avoir eu plus de deux épisodes dyspnéiques avec sibilance avant l'âge de deux ans, auquel cas, ils ont été classés asthme du nourrisson selon la définition de Tabachnik et Levison [189], et ont alors été exclus de l'étude.

2. Population étudiée :

De janvier 1996 à janvier 2005, cent enfants ayant un asthme apparu à l'âge préscolaire ont été inclus dans cette étude.

Tous ces enfants ont été vus pour la première fois lors d'une hospitalisation ou à la consultation de pneumo-allergologie du service de Médecine Infantile « B » de l'Hôpital d'Enfants de Tunis. Ces enfants ont été suivis jusqu'à janvier 2007.

Parmi ces enfants, 37 ont été pris en charge initialement, à la période préscolaire, par des pédiatres de ville ou de dispensaire.

II. MÉTHODES :

1. Recueil des données :

Une fiche d'étude standardisée a permis le recueil des données (annexe 1). Pour chaque patient nous avons précisé :

1.1. Les données cliniques :

➢ *L'identification du malade :*

l'âge à l'inclusion
le sexe
l'origine et l'adresse

➢ *Les antécédents familiaux :*

La consanguinité parentale a été relevée ainsi que son degré.
Une atopie familiale a été retenue si un parent présentait : un asthme allergique, une rhino conjonctivite allergique, une DA, ou une AA IgE médiée. Le degré de parenté a été noté.

➢ *Les antécédents personnels :*

- périnataux :

  Le terme de la grossesse, le poids de naissance, une éventuelle détresse respiratoire néonatale, l'allaitement maternel et sa durée…

- Respiratoires :
  ✓ Bronchiolite : âge du premier épisode, nombre d'épisodes, hospitalisation, ventilation mécanique, isolement du VRS…
  ✓ Pneumopathie grave avec hospitalisation
- Les antécédents personnels d'atopie :
  ✓ Dermatite atopique
  ✓ Allergie alimentaire

> *Les conditions de l'habitat et de l'environnement* :

Nous avons apprécié de manière qualitative la présence d'humidité, la qualité de l'ensoleillement et l'existence d'un tabagisme passif.

> *La symptomatologie clinique :*

Pour chaque enfant nous avons relevé:
- L'âge des premières manifestations
- La nature des symptômes initiaux (dyspnée, toux, sibilances, encombrement) et leur évolution dans le temps
- L'apparition secondaire d'autres symptômes : toux, sibilances,…
- Le caractère saisonnier
- L'âge du diagnostic et le délai diagnostique
- La sévérité initiale de la maladie asthmatique

Pour chaque patient, l'évaluation de la sévérité initiale de la maladie asthmatique avant le début de la prise en charge s'est basée sur :

* <u>Des paramètres cliniques</u>

- Le nombre de crises par mois durant la saison critique
- Le nombre de consultations aux urgences
- Le nombre d'hospitalisations
- La qualité de l'intervalle inter critique : la qualité du sommeil, la tolérance des efforts…

* <u>Et éventuellement para cliniques</u> par une exploration fonctionnelle respiratoire (EFR), réalisée à ce stade uniquement chez 20 malades. La classification adoptée, est celle retenue par la « Global Initiative for Asthma (GINA) 2004» (tableau n°III) [28].

Tableau n°III : Classification de l'asthme chez l'enfant (GINA 2004) [28]

Stades	Symptômes	EFR
Intermittent	Moins d'une fois par semaine Rares exacerbations	VEMS>80% ou DEP >80% Variabilité du DEP <20%
Persistant léger	Moins d'une fois par jour Exacerbations affectant le sommeil plus de deux fois par mois	VEMS ou DEP >80% Variabilité du DEP de 20-30%
Persistant modéré	Symptômes quotidiens Exacerbations affectant l'activité ou le sommeil plus d'une fois par semaine Utilisation quotidienne de B2 courte durée d'action	VEMS ou DEP entre 60-80% Variabilité du DEP >30%
Persistant sévère	Symptômes quotidiens Exacerbations fréquentes Symptômes nocturnes fréquents Activités physiques limitées	VEMS ou DEP < 60% Variabilité du DEP >30%

> *L'examen clinique :*

On a recherché par l'examen physique une éventuelle DA, une déformation thoracique, des râles à l'auscultation pulmonaire ou encore une anomalie à l'examen ORL.

1.2. Les examens paracliniques :

Ils ont comporté :

- Une radiographie du thorax :

Elle a été réalisée dans tous les cas.

- Les tests cutanés :

Tous nos patients ont eu une enquête cutanée allergologique. La technique utilisée était celle du Prick-Test. Pour chaque patient nous avons testé en moyenne 7 à 8 allergènes et trois témoins (deux témoins positifs et un témoin négatif).

Les allergènes constamment testés étaient :

    Les acariens : Dermatophagoïdes Ptéronyssinus (DP) et Farinae (DF)

    Les poils de chat

    Les 5-graminées

    La blatte

    L'alternaria

    Les poils de chien

Inconstamment testés :

    La cacahuète

    L'euroglyphus

    Le blanc d'œuf

Le témoin négatif était une solution glycérinée à 50%.

Les témoins positifs étaient l'histamine à 1 mg/ml et le phosphate de codéine à 9%.

Pour l'interprétation des tests cutanés, nous n'avons tenu compte que de la taille de la papule et non de l'érythème. Le test est dit positif si le diamètre de la papule est supérieur à 50% du plus grand diamètre des papules des deux témoins positifs et supérieur à celui de la papule du témoin négatif. On parle d'hyporéactivité cutanée lorsque la peau ne réagit pas à l'histamine [85].

- L'exploration fonctionnelle respiratoire (EFR) :

L'EFR a été faite par méthode pléthysmographique avec mesure des résistances spécifiques des voies aériennes (RVAS) avant et après inhalation de ventoline.

A l'inclusion, une EFR a été faite à titre diagnostique chez 20 enfants présentant un tableau atypique. Deux d'entre eux avaient une toux chronique et 18 avaient des bronchites récidivantes dont le caractère sifflant n'était pas franc.

Au cours du suivi, 78 enfants ont eu une ou plusieurs EFR ayant pour but de surveiller la maladie asthmatique sous ou sans traitement de fond. Pour des raisons de disponibilité, l'EFR n'a pu être réalisée chez 22 enfants.

- Une numération formule sanguine :

Cinquante-deux enfants ont eu une numération formule sanguine. Cet examen a été demandé par le médecin traitant ou lors de la première consultation devant une suspicion clinique d'anémie. Le taux de polynucléaires éosinophiles n'a été précisé que dans 17 cas. Une hyperéosinophilie a été retenue devant un nombre absolu de polynucléaires éosinophiles supérieur ou égal à 400 par mm3.

- Dosage des IgE sériques totales :

Trente-sept enfants se sont présentés à la 1ère consultation avec le dosage des IgE sériques totales. La méthode adoptée était la méthode radio-immunologique par compétition (Prist). Pour l'interprétation des résultats, nous nous sommes référés aux normes établies, par Dutau [47], en fonction de l'âge, figurant dans le tableau n°IV.

Tableau n°IV : Valeurs normales des IgE sériques totales exprimées en UI/ml de la naissance à 16 ans [47]

Groupe	Limite supérieure de la normale (IC à 95%)	Valeurs extrêmes
1-6 mois	15	1 à 13
7-12 mois	17	1 à 26
13-18 mois	30	1 à 20
19-24 mois	43	2 à 32
2-3 ans	59	1 à 24
3-4 ans	82	1 à 45
4-6 ans	140	1 à 84
6-8 ans	175	1 à 140
8-10 ans	230	1 à 230
10-16 ans	250	5 à 210

1.3. Le traitement :

L'indication d'un traitement de fond a été précisée pour chaque patient.

Pour chaque enfant recevant un traitement de fond, nous avons précisé la nature et la dose de la ou des molécules prescrites, la disponibilité d'une chambre d'inhalation, et le recours éventuel à une désensibilisation spécifique.

2. Suivi des malades :

Les enfants ont été suivis de façon prospective à notre consultation jusqu'au mois de janvier 2007. Les intervalles de contrôle ont varié de un à six mois.

A chaque contrôle, l'enfant et ses parents ont été interrogés sur la période écoulée, le nombre d'épisodes respiratoires bas (toux, sifflement...), le nombre de recours aux urgences pour oxygénothérapie, le nombre d'hospitalisations pour crise d'asthme, la symptomatologie nocturne et la tolérance de l'effort ainsi que la réponse aux traitements prescrits.

Pour faciliter le suivi, nous avons recommandé aux parents de tout noter sur un cahier qui a été amené à chaque consultation.

La technique d'utilisation de la chambre d'inhalation et de prise du médicament a été vérifiée à chaque consultation. La mesure du débit expiratoire de pointe n'a été faite que chez les enfants coopérants.

Selon la disponibilité, une EFR de contrôle a été réalisée tous les six mois à un an. Quarante neuf enfants ont eu des contrôles multiples de la fonction respiratoire.

Les tests cutanés ont été contrôlés chez 53 de nos patients.

A la lumière de ces données cliniques et paracliniques, le traitement de fond a été ajusté et les modifications ont été notées.

Parmi les 100 enfants inclus, 59 sont encore suivis à la fin de janvier 2007. Quatre enfants ont été confiés à un pneumologue d'adulte.

Douze enfants avaient un recul évolutif strictement inférieur à 24 mois. Ils ont été exclus de l'étude évolutive.

Au terme de l'analyse du devenir des 88 enfants qui ont été suivis pendant au moins deux ans, deux groupes ont été identifiés :

- Les enfants qui sont devenus asymptomatiques, en dehors de toute thérapie, 12 mois avant la fin de l'étude.

- Les enfants qui sont restés symptomatiques à l'âge scolaire.

3. Méthodologie de l'analyse statistique :

Les données ont été saisies au moyen du logiciel Excel et analysées au moyen du logiciel SPSS version 11.5.

3.1. Etude descriptive :

Nous avons calculé des fréquences simples et des fréquences relatives (pourcentages) pour les variables qualitatives (ex. sexe).

Nous avons calculé des moyennes et des écarts-types (déviations standards) et déterminé l'étendue (valeurs extrêmes = minimum et maximum) pour les variables quantitatives (ex. âge).

3.2. Etude analytique :

3.2.1. Comparaison de moyennes :

Les comparaisons de 2 moyennes sur séries indépendantes (ex. la moyenne d'âge des enfants asthmatiques symptomatiques et des enfants asthmatiques asymptomatiques en fin d'étude) ont été effectuées au moyen du test t de Student pour séries indépendantes, et en cas de faibles effectifs par le test non paramétrique de Mann et Whitney.

3.2.2. Comparaison de pourcentages :

Les comparaisons de pourcentages sur séries indépendantes (ex. comparaison des antécédents personnels d'atopie chez les enfants symptomatiques et les enfants asymptomatiques en fin d'étude) ont été effectuées par le test du chi-deux de Pearson, et en cas de non-validité de ce test, et de comparaison de 2 pourcentages, par le test exact bilatéral de Fisher.

3-2-3. Recherche de facteurs de risque : Etude univariée :

La recherche des facteurs de risque a été effectuée en calculant l'odds ratio, qui représente le nombre de fois par lequel la probabilité (risque) d'un événement
(ex. asthme) est multipliée en cas d'exposition à un facteur (ex. tabagisme passif) par comparaison à la non-exposition.

Pour le calcul des odds ratios, nous avons transformé les variables quantitatives en variables qualitatives à deux modalités (ex. taux des IgE sériques totales < 225 UI/mL et > 225 UI/mL). Pour la détermination du seuil auquel il faut « couper » la variable quantitative, nous avons établi des courbes ROC (Receiver Operating Curves). Après avoir vérifié que l'aire sous la courbe est significativement > 0,50, nous avons choisi comme seuil la valeur de la variable qui donne le meilleur couple « sensibilité-spécificité ». Dans tous les tests statistiques, le seuil de signification a été fixé à 0,05.

RESULTATS

I. DESCRIPTION DE LA POPULATION ETUDIEE

1. Epidémiologie :

1.1. Age :

L'âge moyen de début des symptômes de l'asthme a été de 34,7 ± 11,2 mois (extrêmes à 24 et 60 mois). Dans 68% des cas la maladie a débuté entre 2 et 3 ans (Fig.1).

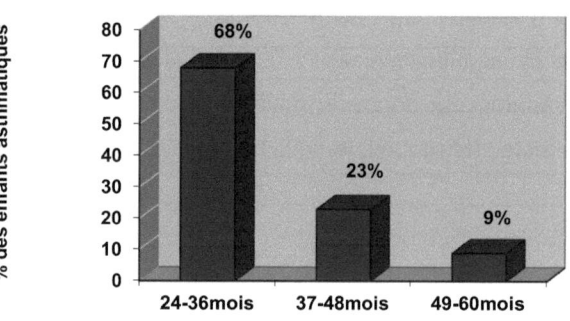

Age de début

Figure 1 : Distribution des enfants asthmatiques selon l'âge de début de la maladie

1.2. Sexe :

Nos patients se répartissaient en 59 garçons et 41 filles. Le sex-ratio a été de 1,4 (Fig.2).

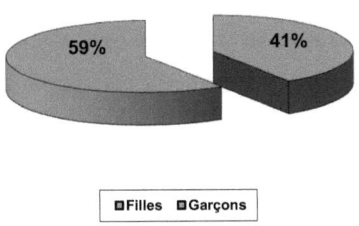

Figure 2 : Distribution des enfants asthmatiques selon le sexe

2. Antécédents familiaux :

L'atopie familiale :

Quarante enfants avaient des antécédents familiaux d'atopie (40%).
Les antécédents familiaux d'atopie ont intéressé les parents du premier degré (ascendants et/ou collatéraux) dans 24 cas (24%) et plus d'un membre de la famille dans 17 cas (17%).
Les antécédents d'atopie étaient maternels dans 9 cas (9%) et paternels dans 11 cas (11%). Les deux parents étaient atopiques dans 3 cas (3%).
L'asthme était la manifestation allergique la plus fréquemment rapportée (30%), représentant les 3/4 des manifestations atopiques familiales, suivi par la rhinoconjonctivite allergique (15%). Un seul cas de DA a été rapporté dans la fratrie.

Un parent du premier degré (ascendant et/ou collatéral) était asthmatique dans 16 cas (16%).

3. Antécédents personnels :

3.1. Période néonatale :

Deux cas de prématurité moyenne (> 32 SA) ont été notés dans notre cohorte.

Une hypotrophie (PN<2500g) a été relevée dans 5 cas.

Aucun de nos patients n'a présenté de détresse respiratoire néonatale ou n'a nécessité de ventilation mécanique à la période néonatale.

3.2. Les antécédents respiratoires :

Un antécédent de bronchiolite a été noté chez 30 enfants (30%). Cinq d'entre eux ont eu une bronchiolite à un âge supérieur à 1 an.

Dix sept enfants ont eu deux épisodes de bronchiolite avant l'âge de 2 ans. Sept enfants ont été hospitalisés pour une bronchiolite mais aucun d'entre eux n'a dû être transféré en réanimation.

3.3. Atopie personnelle :

A l'inclusion, un antécédent de DA a été relevé dans 6 cas. Aucun de nos patients n'avait de DA évolutive ni de RA. Aucun enfant n'avait eu une AA.

4. Habitat et environnement :

4.1. Environnement :

La présence d'animaux a été notée dans 3 cas. Il s'agissait de chat dans 1 cas et de chien dans deux autres cas.

4.2. *Tabagisme passif :*

Vingt trois enfants étaient soumis à un tabagisme passif (23%). Le père était responsable de tous ces cas.

5. Les aspects cliniques :

5.1. *Nature des premiers symptômes :*

Chez 84 enfants (84%), le tableau clinique a été inauguré par des épisodes de dyspnée sifflante. Ces épisodes étaient isolés dans 32 cas (32%) et associés à une toux nocturne ou induite par l'effort dans 50 cas (50%) et à un encombrement bronchique chronique dans 2 cas.

La toux a inauguré seule la maladie chez 9 enfants (9%) et a fait partie du tableau clinique initial dans 63 cas (63%), en association soit avec la dyspnée sifflante (50%) soit avec l'encombrement bronchique permanent (4%). C'était une toux souvent nocturne (32%) ou induite par l'effort (30%). Elle était rarement matinale (4%).

Parmi les 16 patients qui n'ont pas sifflé initialement, 9 étaient tousseurs chroniques et 4 avaient une toux associée à un encombrement bronchique. Chez les 3 enfants restants, le tableau clinique initial était fait de pneumopathies à répétition. Ces pneumopathies récidivaient au même foyer (lobe moyen, lobe inférieur gauche et lobe inférieur droit) et faisaient discuter d'autres diagnostics différentiels.

5.2. *Caractère saisonnier :*

L'exacerbation automno-hivernale a été retrouvée chez 81 enfants (81%), avec une nette amélioration pendant la saison estivale.

5.3. *Age du diagnostic :*

L'âge moyen du diagnostic a été de 44 ± 12,9 mois avec des extrêmes de 24 et 60 mois.

5.4. Délai diagnostique :

Le délai moyen du diagnostic a été de 9,6 mois ± 11,1 (extrêmes 0,5 et 36 mois).

5.5. Examen clinique :

L'état trophique des enfants de notre cohorte était normal dans 95% des cas. Une seule enfant présentait un retard pondéral à -2,5 DS et quatre autres enfants avaient un excès pondéral (entre +2,2 DS et + 3DS).

Une déformation thoracique a été retrouvée chez 10 enfants (10%). Elle était à type de dépression sous mammaire bilatérale.

Parmi nos cent patients, 61 (61%) étaient en crise d'asthme lors de l'inclusion. Trente-huit d'entre eux ont été inclus lors d'une hospitalisation. Chez les 39 enfants restants (39%), l'auscultation pulmonaire était normale.

Aucun de nos patients n'avait des lésions évolutives de DA.

Un examen ORL spécialisé a été réalisé dans 15 cas (15%). Il a révélé un cas de sinusite, un cas d'hypertrophie des cornets inférieurs et six cas d'hypertrophie des végétations adénoïdes. Dans 7 cas, l'examen ORL était normal.

6. Les examens paracliniques :

6.1. Radiographie du thorax :

La radiographie du thorax a été réalisée dans tous les cas. Elle a été faite soit à l'occasion d'une hospitalisation pour une crise d'asthme soit à la consultation externe. Cinquante six enfants (56%) avaient une radiographie du thorax normale. Ailleurs elle avait montré une distension thoracique bilatérale chez 40 enfants (40%), 38 d'entre eux étaient hospitalisés pour une crise d'asthme. Parmi ces 38 enfants, 3 avaient en plus de la distension thoracique, une atélectasie en bande dans deux cas et un pneumomédiastin dans l'autre cas.

Trois enfants avaient un foyer de condensation alvéolaire et un autre avait des signes radiologiques évoquant une dilatation de bronches confirmée scannographiquement.

6.2. *Les tests cutanés* :

Tous nos patients ont eu des tests cutanés. Soixante seize d'entre eux (76%) ont eu une première série de tests cutanés à un âge entre 2 et 5 ans (moyenne d'âge : 4.4 ans ; extrêmes : 27 et 60 mois). Cinquante deux parmi ces enfants d'âge préscolaire (68.4%) avaient des tests cutanés positifs. Les sensibilisations les plus fréquentes étaient celles aux acariens (90%), suivies de celles aux blattes (11,5%), aux 5-graminés (9,6%) et aux poils de chat (7,7%). Une monosensibilisation aux acariens a été notée chez 30 enfants (39,4%). Deux enfants étaient monosensibilisés aux 5-graminés, un enfant à l'alternaria et un autre aux blattes. Parmi ces 76 enfants d'âge préscolaire, 11 (14,5%) étaient polysensibilisés. Lespolysensibilisations (> 3 allergènes) les plus fréquentes associaient acariens, poils de chat et blattes.

Les 24 enfants restants ont été testés à un âge moyen de 79 mois (extrêmes : 61 et 144 mois). L'analyse des résultats globaux montrait que les sensibilisations les plus fréquentes étaient celles aux acariens (94%), suivies par celles aux blattes (11,9%), aux 5-graminés (7,4%) et aux poils de chat (5,9%).

6.3. *Exploration fonctionnelle respiratoire* :

A l'inclusion, l'EFR a été faite à titre diagnostique chez 20 enfants. Deux enfants avaient une toux chronique et 18 autres avaient des bronchites récidivantes dont le caractère sifflant n'était pas franc. Le but de cette EFR était de rechercher une obstruction bronchique réversible sous β2-mimétiques devant un tableau clinique atypique. L'EFR était normale chez 12 enfants et a révélé une obstruction réversible sous β2-mimétiques chez les 18 autres.

Malheureusement, à cette époque, la recherche d'une HRB non spécifique n'était pas faisable dans notre unité d'EFR.

6.4. Autres examens paracliniques :

> **Les IgE sériques totales :**

Trente sept enfants se sont présentés à la première consultation avec le dosage des IgE sériques totales. Un taux élevé par rapport à l'âge a été noté dans 31 cas (83,8%), avec un taux moyen de 231,4 + 212 UI/ml (extrêmes : 22 et 1200 UI/ml).

> **L'éosinophilie sanguine :**

Cinquante deux enfants ont eu une numération formule sanguine soit antérieurement à la première consultation soit devant une suspicion clinique d'anémie. Le taux de polynucléaires éosinophiles a été précisé dans 17 cas. La moyenne de l'éosinophilie sanguine a été à 850 + 795,6 éléments/mm3 (extrêmes : 100 et 3300 éléments/mm3). Douze enfants présentaient une hyper éosinophilie sanguine.

7. Sévérité initiale de la maladie :

7.1. Nombre mensuel de crises :

Quatre vingt quatre enfants (84%) présentaient initialement des crises de dyspnée sifflante. Parmi ces enfants, 39 (46.4%) présentaient des crises mensuelles et 33 (39.3%) faisaient plus d'une crise par mois. La fréquence des crises était moins importante chez 12 enfants, à la cadence d'une crise par deux mois chez 7 enfants et par 3 à 6 mois chez 5 autres.

7.2. Nombre mensuel de recours aux urgences avec oxygénothérapie :

Trente enfants (30%) n'ont jamais nécessité d'oxygénothérapie. Avant l'établissement du diagnostic, le recours aux urgences avec oxygénothérapie a été unique chez 14 enfants et multiple chez 56 autres (56%).

7.3. Nombre d'hospitalisations :

Au moment du diagnostic 50 enfants (50%) n'ont jamais été hospitalisés. Trente huit enfants (38%) ont été inclus lors d'une hospitalisation pour une crise d'asthme. Deux parmi ces 38 enfants nous ont été confiés par le service de réanimation polyvalente de l'Hôpital d'Enfants de Tunis au terme d'un séjour pour un asthme aigu grave.

Douze enfants avaient des antécédents d'une ou de deux hospitalisations pour une symptomatologie respiratoire rattachée ultérieurement à leur maladie asthmatique.

7.4. Intervalle intercritique :

L'état intercritique a été jugé libre dans 59 cas (59%). Chez 41 enfants (41%) une symptomatologie intercritique a été rapportée.

La toux était le symptôme le plus fréquemment rapporté entre les accès paroxystiques de la maladie. Elle était présente en intercritique chez 39 enfants. La toux était nocturne dans 14 cas (36%) et induite par l'exercice dans 11 cas (28,2%). Dix enfants (25,6%) présentaient une association de toux nocturne et toux induite par l'effort. Dans 4 cas (10,2%), la toux était uniquement matinale.

Six enfants (6%), âgés de 29 à 36 mois avaient un encombrement bronchique permanent. Dans deux cas, l'encombrement était isolé entre les accès paroxystiques de la maladie et dans 4 cas, il était associé à la toux nocturne et/ou induite par l'effort.

7.5. *La classification initiale de la maladie :*

La stadification initiale de la maladie a été faite selon la classification de GINA 2004 [28].

La répartition des enfants asthmatiques était comme suit :

- Asthme intermittent : 7 cas (7%).
- Asthme persistant léger : 52 cas (52%).
- Asthme persistant modéré : 35 cas (35%).
- Asthme persistant sévère : 6 cas (6%).

8 . Le traitement :

- Au moment de l'inclusion, 93 enfants asthmatiques (93%) ont été mis sous traitement de fond. Ont été épargnés de ce traitement les sept enfants ayant un asthme intermittent.
- Ce traitement a reposé sur la corticothérapie inhalée prescrite dans 66 cas (71%). Tous ces enfants avaient une chambre d'inhalation. La dose quotidienne moyenne des CI a été à 564,6 + 165 µg (extrêmes : 250 et 750 µg).
- Dix-neuf enfants ont eu de la Théophylline LP et 8 autres du Cromoglycate de sodium. Ces 8 enfants avaient un asthme avec une symptomatologie d'effort prédominante.
- Une immunothérapie spécifique a été indiquée chez 44 enfants (44%) ayant une monosensibilisation. Seuls 29 ont pu en bénéficier.

II. EVOLUTION DE LA POPULATION ETUDIEE :

Les enfants ont été suivis de façon prospective à notre consultation jusqu'au mois de janvier 2007. Les intervalles de contrôle ont varié de un à six mois (moyenne =3,7 + 2,4 mois). La moyenne des rendez-vous donnés a été de 11,2 RDV contre 8,1 RDV respectés.

Pendant la période d'étude, 38 enfants (38%) ont développé des symptômes secondaires décelés au cours de leur suivi. L'âge moyen d'apparition de ces symptômes était de 61 + 30,4 mois avec des extrêmes de 26 à 144 mois.

Parmi les 16 enfants qui ont inauguré leur maladie par des équivalents d'asthme, 12 ont développé secondairement des crises de dyspnée sifflante. Chez ces enfants le délai moyen d'apparition des épisodes de dyspnée sifflante par rapport au début de leur maladie était de 35 mois (extrêmes : 3 mois et 62 mois).

Au cours du suivi, 96 enfants (96%) présentaient des crises d'asthme typiques. Chez les 4 enfants restants, la toux associée dans 2 cas à un encombrement bronchique résumait le tableau clinique de la maladie asthmatique.

Pendant la période d'étude une symptomatologie intercritique a été notée chez 81 enfants (81%). Le symptôme le plus fréquemment retrouvé entre les accès paroxystiques de la maladie a été la toux, présente chez 77 enfants (95%). La toux était induite par l'effort dans 20 cas (24,7%), nocturne dans 17 cas (21%) et chronique dans 11 cas (13,6%). Elle était rarement matinale (4 cas, 5%).

La toux induite par l'exercice a été associée à la toux nocturne dans 23 cas (28,4%) et à la toux matinale dans 2 cas (2,4%). Dans 4 autres cas (4,9%), l'encombrement bronchique permanent résumait la symptomatologie intercritique.

En cours d'évolution, 22 enfants asthmatiques ont développé une RA. L'âge moyen d'apparition de la rhinite a été de 89,8 + 35 mois avec des extrêmes à 54 et 168 mois.

Soixante dix huit enfants ont bénéficié d'une surveillance fonctionnelle respiratoire. Les contrôles fonctionnels respiratoires étaient multiples dans 49 cas. Pour des raisons financières ou autres, l'EFR n'a pu être pratiquée chez 22 patients.

L'EFR avait pour but d'évaluer la réponse au traitement de fond chez 73 enfants asthmatiques et de surveiller un asthme intermittent chez 5 autres.

Chez les enfants traités, l'EFR était normale dans 46 cas (63%). Ailleurs, elle avait montré une obstruction bronchique réversible sous β2-mimétiques chez 27 enfants (37%), 3 parmi eux se considéraient comme cliniquement stables.

Chez les enfants suivis pour un asthme intermittent, l'EFR était normale dans 4 cas. Un enfant avait une obstruction bronchique infra-clinique qui a été confirmée par les contrôles ultérieurs de la fonction respiratoire. Les résultats de l'EFR ont permis dans ce cas une adaptation de la prise en charge thérapeutique.

Initialement, 76 enfants ont eu une série des tests cutanés à un âge entre 2 et 5 ans. Parmi eux, 52 (68,4%) avaient des tests cutanés positifs.

Une deuxième série de tests cutanés a été conduite chez 53 de ces enfants à un âge moyen de 79 + 11 mois (extrêmes : 48 et 156 mois).

Trois enfants âgés en moyenne de 39 mois ont vu leur tests se positiver aux acariens après une évolution moyenne de 49 mois. Par ailleurs, un seul enfant âgé de 54 mois avait une hyporéactivité cutanée. A l'âge de 72 mois, cet enfant avait des tests cutanés négatifs.

Au cours du suivi, le traitement de fond a été modulé chez nos enfants asthmatiques en fonction de l'évolution clinique. Parmi les sept enfants ayant un asthme intermittent, 6 n'ont jamais été mis sous traitement de fond. Un autre enfant a vu son asthme s'aggraver et a dû être mis secondairement sous CI.

Parmi les 93 enfants ayant un asthme persistant, 66 avaient déjà été mis sous corticothérapie inhalée. En cours d'évolution, 12 autres enfants ont pu en bénéficier. Ainsi, 78 enfants recevaient un traitement par CI. Ce traitement était associé aux β2-mimétiques retard dans 6 cas et aux anti-leucotriènes dans 1 seul cas.

Quatre enfants ayant un asthme persistant léger ont été bien équilibrés par le Cromoglycate de sodium et 12 patients ont été gardés sous Théophylline LP à défaut des CI (tableau n°V).

Tableau n°V : traitement de fond selon la sévérité de la maladie

Traitement	Intermittent	Persistant léger	Persistant modéré	Persistant sévère	Total
Cromoglycate de sodium	0	4	0	0	4 (4.2%)
CI	0	42	26	3	71 (75,6%)
Théophylline LP	0	7	5	0	12 (12.8%)
CI- β2 retard	0	0	3	3	6 (6,4%)
CI-antileucotriènes	0	0	1	0	1 (1%)
Total	0	53	35	6	94

Parallèlement au traitement de l'asthme, un traitement corticoïde en pulvérisation nasale a été indiqué chez les 22 enfants ayant développé secondairement une rhinite allergique.

L'immunothérapie spécifique a été indiquée chez 44 enfants ayant une sensibilisation aux acariens. Seuls 29 (29%) ont pu en bénéficier.

Parmi les 100 enfants asthmatiques inclus dans notre étude, 88 enfants avaient un recul supérieur ou égal à 24 mois. Cinquante neuf d'entre eux étaient encore présents à la dernière consultation de janvier 2007. Vingt cinq enfants avaient arrêté leur suivi 27 mois (extrêmes : 6 et 48 mois) avant la fin de l'étude et 4 autres ont été confiés aux pneumologues d'adultes pour limite d'âge.

Quatre enfants ont été perdus de vue et 8 autres ont été suivis pendant moins que 24 mois. Ces 12 enfants (12%) seront exclus de l'analyse évolutive.

La durée moyenne du suivi de ces 88 enfants inclus dans l'étude évolutive est de 83 + 9,6 mois (extrêmes : 24 et 168 mois). Soixante trois enfants (63%) ont eu un long suivi (> 60 mois), avec un recul évolutif moyen de 100,13 mois (extrêmes : 60 et 168 mois) et une moyenne d'âge à la fin de la période d'étude à 144,5 + 60 mois (extrêmes : 60 et 216 mois).

En fonction du devenir à la fin du suivi, les 88 enfants ont été subdivisés en deux groupes :

> Le premier groupe constitué de 13 enfants (14,8%) qui sont devenus asymptomatiques, en l'absence de tout traitement, au moins 12 mois avant la fin du suivi. Une rémission fonctionnelle respiratoire est exigée en association à la rémission clinique. L'âge moyen de disparition des signes cliniques dans ce groupe a été de 126,46 + 31,54 mois (extrêmes : 94 et 184 mois), avec une durée moyenne d'évolution de la maladie à 81,7 + 34 mois (extrêmes : 36 et 136 mois).

➢ Le deuxième groupe fait de 75 enfants (85,2%) qui ont vu leurs manifestations sifflantes persister dans l'année ayant précédé la fin du suivi. Dans ce groupe les enfants se répartissaient comme suit :
- Asthme intermittent : 28 enfants (38%).
- Asthme persistant léger : 44 enfants (58%).
- Asthme persistant modéré : 3 enfants (4%).

III. FACTEURS PRÉDICTIFS DE LA PERSISTANCE DE L'ASTHME À L'ÂGE SCOLAIRE :

Dans le but d'identifier les éventuels facteurs de risque associés à la persistance ou à la disparition de l'asthme à l'âge scolaire, nous avons réalisé une étude univariée qui a pour but de rechercher les relations statistiques entre la disparition ou la persistance des manifestations cliniques de la maladie asthmatique à l'âge scolaire et les différents facteurs de risque pris un à un.

1 . Le sexe :

Aucune liaison statistiquement significative n'a été retenue entre le sexe de l'enfant et la persistance des manifestations sifflantes à l'âge scolaire.
La répartition selon le sexe était comparable dans les deux groupes (p= 0,76) (tableau n°VI).

Tableau n°VI : Devenir des enfants asthmatiques à l'âge scolaire en fonction du sexe

	Disparition	Persistance	p
Filles	4 (11,8%)	30 (88,2%)	0,76
Garçons	9 (16,7%)	45 (83,3%)	

2 . Les antécédents de bronchiolite :

Notre étude ne trouve pas de liaison statistiquement significative entre les antécédents de bronchiolite durant les deux premières années de vie et la persistance de l'asthme à l'âge scolaire (tableau n°VII).

Tableau n°VII : Antécédent de bronchiolite et devenir des enfants asthmatiques à l'âge scolaire

	Disparition	Persistance	p
Bronchiolite (+)	6 (23,1%)	20 (76,9%)	0,19
Bronchiolite (-)	7 (11,3%)	55 (88,7%)	

3 . L'âge des premières manifestations sifflantes :

L'analyse de nos résultats ne montre pas de liaison statistiquement significative entre l'âge moyen de début des manifestations respiratoires sifflantes et la persistance de l'asthme à l'âge scolaire (p=0,57) (tableau n°VIII).

Tableau n°VIII : Devenir des enfants asthmatiques à l'âge scolaire en fonction de l'âge de début des manifestations sifflantes.

	Disparition	Persistance	p
Age moyen de début des manifestations sifflantes (mois)	37±11,22	35±11,5	0,57

4 . La nature des premiers symptômes :

Nos résultats ne montrent pas de liaison statistiquement significative entre la nature des symptômes révélateurs et le devenir des enfants asthmatiques à l'âge scolaire (tableau n°IX).

Tableau n°IX : Devenir des enfants asthmatiques à l'âge scolaire en fonction des symptômes initiaux

	Disparition	Persistance	p
Dyspnée sifflante (+)	10 (13,5%)	64 (86,5%)	0,42
Dyspnée sifflante (-)	3 (21,4%)	11 (78,6%)	
Toux (+)	8 (14,3%)	48 (85,7%)	1
Toux (-)	5 (15,6%)	27 (84,4%)	

5 . Le caractère saisonnier :

L'évolution vers la persistance des manifestations sifflantes à l'âge scolaire était aussi fréquente chez les enfants présentant une symptomatologie respiratoire à recrudescence automno-hivernale (84,2%) que chez ceux dont les symptômes étaient perannuels (83,3%) (Tableau n°X).

Tableau n°X : Devenir des enfants asthmatiques à l'âge scolaire en fonction du caractère saisonnier des manifestations respiratoires

	Disparition	Persistance	P
Caractère saisonnier (+)	12 (15,8%)	64 (84,2%)	1
Caractère saisonnier (-)	2 (16,7%)	10 (83,3%)	

Ainsi, l'exacerbation automno-hivernale n'est pas un facteur prédictif de persistance des manifestations sifflantes à l'âge scolaire.

6 . La sévérité initiale de l'asthme :

6.1. Le nombre mensuel de crises :

Le nombre mensuel moyen de crises d'asthme était légèrement plus élevé chez les enfants qui ont vu leur symptomatologie persister à l'âge scolaire. La liaison n'est cependant pas significative et ce critère n'est pas considéré comme facteur prédictif de la persistance de l'asthme à l'âge scolaire (p=0,23) (Tableau n°XI).

Tableau n°XI : Devenir des enfants asthmatiques à l'âge scolaire en fonction de la fréquence des crises

	Disparition	Persistance	p
Nombre mensuel moyen de crises d'asthme	1,27 ± 0,8	1,63 ± 1	0,23

6.2. Le nombre mensuel de consultations aux urgences :

Le nombre moyen de recours aux urgences était plus élevé chez les enfants siffleurs persistants par rapport aux siffleurs transitoires. La liaison n'est cependant pas statistiquement significative (p=0,63) (Tableau n°XII).

Tableau n°XII : Devenir des enfants asthmatiques à l'âge scolaire en fonction de la fréquence des consultations aux urgences

	Disparition	Persistance	p
Nombre mensuel moyen de recours aux urgences	0,78 ± 0,7	0,89 ± 0,7	0,63

6.3. Le nombre total d'hospitalisations :

Le nombre moyen des hospitalisations était plus élevé dans le groupe des siffleurs persistants par rapport aux enfants qui ont vu leurs manifestations sifflantes s'amender à l'âge scolaire. La liaison n'est cependant pas significative (p=0,21) (Tableau n°XIII).

Tableau n°XIII : Devenir des enfants asthmatiques à l'âge scolaire en fonction de la fréquence des hospitalisations

	Disparition	Persistance	P
Nombre total moyen des hospitalisations	0,7 ± 0,85	1,2 ± 1,44	0,21

6.4. La qualité de l'état intercritique :

L'étude de la qualité de l'état intercritique de nos 88 patients ne révèle pas de liaison significative entre la qualité de l'état intercritique (chargé ou libre) et la persistance des manifestations sifflantes à l'âge scolaire (p= 1) (Tableau n°XIV).

Tableau n°XIV : Devenir des enfants asthmatiques à l'âge scolaire en fonction de la qualité de l'intervalle intercritique

	Disparition	Persistance	p
Intervalle intercritique chargé	6 (16,7%)	30 (83,3%)	1
Intervalle intercritique libre	7 (13,5%)	45 (86,5%)	

6.5. La déformation thoracique :

La présence, à l'examen initial, d'une déformation thoracique à type de dépression sous mammaire bilatérale n'était pas corrélée à la persistance des signes cliniques à l'âge scolaire (p= 1) (Tableau n°XV).

Tableau n°XV : Devenir des enfants asthmatiques à l'âge scolaire en fonction de la présence d'une déformation thoracique

	Disparition	Persistance	p
Déformation thoracique (+)	1 (14,3%)	6 (85,7%)	1
Déformation thoracique (-)	12 (14,8%)	69 (85,2%)	

6.6. La fonction respiratoire :

Parmi les 20 enfants qui ont eu une EFR à visée diagnostique, 8 avaient une obstruction bronchique infraclinique. Sept parmi eux ont vu leurs symptômes persister à l'âge scolaire. La différence n'est cependant pas statistiquement significative (p=0,61) (Tableau n°XVI).

Tableau n°XVI : Fonction respiratoire de base et devenir des enfants asthmatiques à l'âge scolaire

	Disparition	Persistance	p
EFR initiale pathologique (syndrome obstructif)	1 (12,5%)	7 (87,5%)	0,61
EFR initiale normale	3 (25%)	9 (75%)	

Soixante douze enfants ont eu un contrôle fonctionnel respiratoire sous traitement de fond. L'analyse des données de l'EFR montre que 22 des 24 enfants (91,6%) qui ont eu une obstruction bronchique en intercritique sont restés symptomatiques à l'âge scolaire. La différence n'est cependant pas statistiquement significative (p=0,19) (tableau n°XVII).

Tableau n°XVII : Fonction respiratoire en intercritique et devenir des enfants asthmatiques à l'âge scolaire

	Disparition	Persistance	p
EFR intercritique pathologique	2 (8,4%)	22 (91,6%)	0,19
EFR intercritique normale	11 (23%)	37 (77%)	

6.7. La classification initiale de la maladie asthmatique :

Bien que 31 des 34 enfants ayant eu un asthme persistant modéré et tous ceux ayant eu un asthme persistant sévère (n=6) aient vu leur symptomatologie persister à l'âge scolaire, l'évolution vers la persistance des signes cliniques n'était pas corrélée à la sévérité initiale de l'asthme (p=0,17) (Tableau n°XVIII).

Tableau n°XVIII : Devenir des enfants asthmatiques à l'âge scolaire en fonction de la sévérité initiale de la maladie

	Disparition	Persistance	p
Intermittent	2 (28,6%)	5 (71,4%)	0.17
Persistant léger	8 (19,5%)	33 (80,5%)	
Persistant modéré	3 (8,8%)	31 (91,2%)	
Persistant sévère	0 (0%)	6 (100%)	

6.8. La corticothérapie inhalée :

Notre étude ne révèle pas de liaison statistiquement significative entre le recours à la corticothérapie inhalée et la disparition ou la persistance des manifestations sifflantes à l'âge scolaire (p= 0,22) (Tableau n°XIX).

Tableau n°XIX : La corticothérapie inhalée et le devenir des enfants asthmatiques à l'âge scolaire

	Disparition	Persistance	p
CI (+)	9 (12,3%)	64 (87,7%)	0,22
CI (-)	4 (26,6%)	11 (73,4%)	

7 . Le terrain atopique :

7.1. L'atopie familiale :

Aucune liaison statistique n'a été retrouvée entre la persistance des manifestations sifflantes à l'âge scolaire, et la présence d'une atopie familiale (p=1). En effet, 83,3% des enfants ayant des antécédents familiaux d'atopie ont continué de présenter des manifestations respiratoires sifflantes contre 86,5% de ceux qui n'ont aucune histoire familiale d'atopie (Tableau n°XX).

Tableau n°XX : Devenir des enfants asthmatiques à l'âge scolaire en fonction de l'atopie familiale

Atopie	Disparition	Persistance	p
Atopie familiale (+)	6 (16,7%)	30 (83,3%)	1
Atopie familiale (-)	7 (13,5%)	45 (86,5%)	

Même prise isolément, aucune des manifestations atopiques familiales n'était significativement corrélée à la persistance des manifestations sifflantes à l'âge scolaire (Tableau n°XXI).

Tableau n°XXI : Devenir des enfants asthmatiques à l'âge scolaire en fonction de l'atopie familiale

Manifestation atopique	Disparition	Persistance	p
Asthme familial (+)	4 (13,8%)	25 (86,2%)	1
Asthme familial (-)	9 (15,3%)	50 (84,7%)	
Rhinoconjonctivite familiale (+)	2 (14,3%)	12 (85,7%)	1
Rhinoconjonctivite familiale (-)	11 (14,9%)	63 (85,1%)	
Dermatite atopique (+)	1 (100%)	0 (0%)	0,135
Dermatite atopique (-)	12 (13,8%)	75 (86,2%)	

Tous les enfants de mères atopiques ont vu leur symptomatologie persister jusqu'à la fin de l'étude. La liaison entre l'atopie maternelle et la persistance de l'asthme à l'âge scolaire n'est cependant pas significative (p= 0,58).
La liaison reste non significative quel que soit le degré de parenté du sujet atopique (père, collatéraux) (Tableau n°XXII).

Tableau n°XXII : Devenir des enfants asthmatiques à l'âge scolaire en fonction du statut atopique des membres de la famille

Atopie	Disparition	Persistance	p
Atopie mère (+)	0 (0%)	9 (100%)	0,58
Atopie mère (-)	13 (16,5%)	66 (83,5%)	
Atopie père (+)	2 (18,2%)	9 (81,8%)	1
Atopie père (-)	11 (14,3%)	66 (85,7%)	
Atopie collatéraux (+)	3 (14,3%)	18 (85,7%)	1
Atopie collatéraux (-)	10 (15 %)	57 (85%)	

7.2. L'atopie personnelle :

7.2.1. La dermatite atopique personnelle :

Parmi nos 88 patients, 6 avaient un antécédent de DA. Cinq parmi eux ont vu leurs symptômes persister à l'âge scolaire. La différence n'est cependant pas statistiquement significative (p=1) (Tableau n°XXIII).

Tableau n°XXIII : Dermatite atopique et devenir des enfants asthmatiques à l'âge scolaire

Dermatite atopique	Disparition	Persistance	p
Dermatite atopique (+)	1 (16,7%)	5 (83,3%)	1
Dermatite atopique (-)	12 (14,7%)	70 (85,3%)	

7.2.2. La rhinite allergique personnelle :

Parmi les 88 enfants intéressés par l'étude évolutive, 21 ont eu une RA associée. Vingt d'entre eux ont vu leurs manifestations sifflantes persister à l'âge scolaire. La liaison entre la rhinite RA et la persistance des manifestations sifflantes à l'âge scolaire n'est cependant pas significative (p=0,17) (Tableau n°XXIV).

Tableau n°XXIV : Rhinite allergique et devenir des enfants asthmatiques à l'âge scolaire

Rhinite allergique	Disparition	Persistance	p
Rhinite allergique (+)	1 (4,7%)	20 (95,3%)	0,17
Rhinite allergique (-)	12 (18%)	55 (82%)	

7.2.3. Les tests cutanés :

Parmi les 88 enfants inclus dans l'étude évolutive, 63 avaient des tests cutanés positifs. Cinquante six parmi eux (88,9%) sont restés symptomatiques à l'âge scolaire. Même si les enfants avec tests cutanés positifs ont été plus souvent symptomatiques à l'âge scolaire (88,9% vs

76%), la différence n'est pas statistiquement significative (p= 0,18) (Tableau n°XXV).

Tableau n°XXV : Devenir des enfants asthmatiques à l'âge scolaire en fonction des tests cutanés

Tests cutanés	Disparition	Persistance	p
Tests cutanés positifs	7 (11,1%)	56 (88,9%)	0,18
Tests cutanés négatifs	6 (24%)	19 (76%)	

Quand on analyse le devenir des enfants asthmatiques selon l'existence ou non d'une sensibilisation aux acariens, on note que la présence d'un test cutané positif aux acariens n'est pas prédictive de la persistance des symptômes à l'âge scolaire (p=0,11) (tableau n°XXVI).

Tableau n°XXVI : Devenir des enfants asthmatiques à l'âge scolaire en fonction de la positivité tests cutanés aux acariens

Tests cutanés	Disparition	Persistance	p
Acariens (+)	6 (10,2%)	53 (89,8%)	0,11
Acariens (-)	7 (24,1%)	22 (75,9%)	

En étudiant l'atopie personnelle de façon plus générale, on trouve que la relation entre la présence d'un antécédent de DA et/ou de RA et/ou de tests cutanés positifs, et la persistance des manifestations sifflantes à l'âge scolaire est à la limite de la significativité (p= 0,08) (Tableau n°XXVII).

Tableau n°XXVII : Devenir des enfants asthmatiques à l'âge scolaire en fonction du statut atopique personnel

	Disparition	Persistance	p
Manifestations cliniques d'atopie (+) et/ou tests cutanés positifs	7 (10,6%)	59 (89,4%)	0,08
Manifestations cliniques d'atopie (-) et tests cutanés négatifs	6 (27,3%)	16 (72,7%)	

7.2.4. Les autres marqueurs de l'atopie :

> **Les IgE sériques totales**

Trente sept enfants avaient initialement eu un dosage des IgE sériques totales. Trente deux parmi eux sont inclus dans l'étude évolutive.

La valeur moyenne des IgE sériques totales était plus élevée dans le groupe des enfants asthmatiques qui ont vu leur symptomatologie persister à l'âge scolaire (234,42 + 138,2 UI/mL) que dans celui des enfants devenus asymptomatiques en fin d'étude (134,57 + 86,5 UI/mL). Cette différence n'est cependant pas statistiquement significative avec p=0,08 (Tableau n°XXVIII).

Tableau n°XXVIII : Devenir des enfants asthmatiques à l'âge scolaire en fonction du taux des IgE sériques totales

	Disparition (n=7)	Persistance (n=25)	P
Taux moyen d'IgE sériques totales (UI/mL)	134,57 ± 86,5	234,42 ± 138,2	0,08

En rapportant les valeurs d'IgE sériques totales à l'âge, la liaison entre l'augmentation des IgE totales et la persistance des manifestations sifflantes à l'âge scolaire demeure non significative (p= 0,29) (Tableau n°XXIX).

Tableau n°XXIX : Augmentation des IgE sériques totales et devenir des enfants asthmatiques à l'âge scolaire

IgE totales	Disparition	Persistance	p
IgE totales élevées	5 (18,5%)	22 (81,5%)	0,29
IgE totales normales	2 (40%)	3 (60%)	

> *L'éosinophilie sanguine*

Le taux de polynucléaires éosinophiles a été précisé chez 17 enfants. La valeur moyenne de l'éosinophilie sanguine était plus élevée chez les enfants qui sont restés symptomatiques à l'âge scolaire (881 + 832 éléments/mm3) que chez ceux qui sont devenus asymptomatiques (620 + 565,7 éléments/mm3). Cette liaison n'est cependant pas statistiquement significative (p=0,67) (Tableau n°XXX).

Tableau n°XXX : Devenir des enfants asthmatiques à l'âge scolaire en fonction du taux des polynucléaires éosinophiles

	Disparition	Persistance	p
Eosinophilie sanguine	620 ± 565,7 éléments/mm^3	881 ± 832 éléments/mm^3	0,67

8 . Autres facteurs :

8.1. Le tabagisme passif :

Aucune liaison statistiquement significative n'a été retrouvée entre l'exposition au tabagisme passif et la persistance des signes cliniques à l'âge scolaire (p=0,37) (Tableau n°XXXI).

Tableau n°XXXI : Devenir des enfants asthmatiques à l'âge scolaire en fonction de l'exposition au tabagisme passif

Tabac	Disparition	Persistance	p
Tabac (+)	2 (9,1%)	20 (90,9%)	0,37
Tabac (-)	11 (16,7%)	55 (83,3%)	

Par contre, une liaison statistiquement significative a été relevée entre l'absence d'exposition au tabagisme passif et la disparition ou l'amélioration des manifestations respiratoires sifflantes avec un gain de deux classes dans la classification de la maladie (p=0,036) (Tableau n°XXXII).

Tableau n°XXXII : Devenir de l'asthme à l'âge scolaire en fonction de l'exposition au tabagisme passif

Tabac	Disparition ou amélioration des signes cliniques avec gain de deux classes	Persistance des signes cliniques	p	OR
Tabac (+)	4 (18,2%)	18 (81,8%)	0,036	5,1
Tabac (-)	21 (32%)	45 (68%)		

8.2. La consanguinité parentale :

Aucune liaison statistiquement significative n'a été notée entre la consanguinité parentale et la persistance ou la disparition des manifestations sifflantes à l'âge scolaire (p=1) (Tableau n°XXXIII).

<u>**Tableau n°XXXIII : Devenir de l'asthme à l'âge scolaire en fonction de la consanguinité parentale**</u>

Consanguinité	Disparition	Persistance	p
Consanguinité (+)	2 (11,1%)	16 (88,9%)	1
Consanguinité (-)	3 (15,8%)	16 (84,2%)	

8.3. L'allaitement maternel :

Aucune relation n'a été objectivée entre l'allaitement maternel et la persistance ou la disparition des manifestations sifflantes à l'âge scolaire (Tableau n°XXXIV).

<u>**Tableau n°XXXIV : Devenir de l'asthme à l'âge scolaire en fonction de l'allaitement maternel.**</u>

Allaitement maternel	Disparition	Persistance	p
Allaitement maternel (+)	3 (12,5%)	21 (87,5%)	0,55
Allaitement maternel (-)	1 (20%)	4 (80%)	

DISCUSSION

I. ASPECTS CLINIQUES ET PARACLINIQUES DE L'ASTHME DE L'ENFANT D'AGE PRESCOLAIRE :

1. Aspects cliniques :

A l'heure actuelle, il persiste encore des difficultés pour définir l'asthme de l'âge préscolaire [45]. Il est clair qu'à cet âge, on regroupe sous le terme « asthme », différentes conditions ayant en commun des symptômes récidivants d'obstruction bronchique. Il y a donc différents types d'asthme conduisant au concept de syndrome asthmatique. Ces différents types se chevauchent et peuvent s'observer chez le même enfant. Par ailleurs, ces types d'asthme ont chacun un pronostic différent [195]. Ainsi, si on exclut les asthmes secondaires au reflux gastro-oesophgien et aux autres bronchopathies, le paradigme concerne essentiellement deux situations : L'asthme viro-induit et l'asthme allergique. L'asthme viro-induit est prépondérant chez le jeune enfant d'âge préscolaire, alors qu'à partir de la troisième année de vie l'asthme allergique gagne du terrain. Le premier type est appelé à guérir vers l'âge de 3 ans et le second à persister à l'âge scolaire [120,195].

En réalité, la situation est plus complexe car même si la fréquence de l'allergie augmente avec l'âge, elle est loin de résumer tous les facteurs déclenchants des crises. En effet, 80% des exacerbations de l'asthme de l'enfant et même de l'adulte sont provoquées par des infections virales, même chez les patients sensibilisés ou allergiques aux pneumallergènes [45].

Quel que soit le type, la définition clinique de l'asthme, ou syndrome obstructif expiratoire (SOE), se base sur trois critères cliniques :

une dyspnée surtout expiratoire

une expiration bruyante et sifflante audible à distance sans aide du stéthoscope

une toux sèche puis productive pouvant précéder, accompagner ou suivre la dyspnée.

Cette définition clinique de l'asthme n'a pas été jugée globale puisque, à juste titre, elle n'intègre pas les équivalents de l'asthme qui ont la même valeur que la crise de dyspnée sifflante. Par ailleurs, l'hypersécrétion bronchique qui accompagne souvent l'asthme de l'enfant n'était pas requise pour la définition du SOE [45].

Quel que soit l'âge de l'enfant, le diagnostic de l'asthme est orienté par l'histoire clinique. Par conséquent, à l'âge préscolaire, le diagnostic dépendra de l'aptitude des parents à percevoir la gêne respiratoire et à la décrire au médecin. Comme la dyspnée ne résume pas le tableau clinique de la maladie asthmatique dans cette tranche d'âge, le retard diagnostique est fréquent [25,188]. L'asthme est souvent pris pour des bronchites infectieuses et les divers antibiotiques prescrits s'avèrent totalement inefficaces. Ce sous-diagnostic ne fait qu'accroître la sévérité de la maladie et le risque d'asthme aigu grave [25].

A l'âge préscolaire, les aspects cliniques de la maladie asthmatique sont variables. Ils restent cependant dominés par le sifflement. Dans la série de Strunk [188] portant sur 35 enfants asthmatiques âgés de moins de 3 ans, le symptôme révélateur a été le sifflement constaté dans 74,2% des cas, associé à la toux dans un tiers des cas. Les autres aspects cliniques ont été une toux isolée (17%) et une gêne respiratoire non sifflante ou une pneumonie (8,8%).

L'exacerbation de la symptomatologie asthmatique à l'exercice est une caractéristique de la maladie. Les accès de rire et les pleurs sont considérés comme un équivalent d'effort chez les jeunes enfants d'âge préscolaire. Soixante pour cent des enfants asthmatiques rapportés par Strunk [188] avaient cette caractéristique clinique.

Les symptômes nocturnes (toux et sifflement) évoquent l'asthme et leur persistance en intercritique est un des critères de gravité de la maladie asthmatique [188]. Dans l'étude de Siret [181] portant sur 75 enfants asthmatiques âgés de 3 à 5 ans, la fréquence des symptômes intercritiques nocturnes ou à l'effort avoisinait les 50%. Dans notre étude, l'intervalle intercritique a été chargé dans 81% des cas. La toux était induite par l'effort et/ou nocturne dans 74 cas (74%).

1.1. Les manifestations cliniques de l'asthme :

Le sifflement :

C'est le symptôme le plus typique de l'asthme. Sa fréquence dépend de l'aptitude des parents à définir le sifflement. En effet, le wheezing souvent absent à l'examen clinique, est recherché par l'anamnèse. Dans une population d'enfants asthmatiques d'âge préscolaire, Keuhni [94] note que les parents rapportent un épisode de wheezing dans 29% des cas alors que le diagnostic d'asthme n'a été établi par le médecin que dans 19% des cas. Dans une étude portant sur 1020 enfants âgés de 3-4 ans, Marcouire [125] trouve que la prévalence cumulée de l'asthme diagnostiqué par un médecin est de 7,3% alors que la prévalence des crises d'essoufflement avec respiration sifflante rapportées par les parents est de 19,8%. Inversement, 39% des enfants diagnostiqués comme asthmatiques sont décrits par leurs parents par des termes autres que siffleurs et asthmatiques (ronfleurs, dyspnéiques) [24]. Ceci explique la difficulté rencontrée dans la comparaison des résultats des études épidémiologiques qui se basent sur différentes définitions cliniques.

Dans notre étude, le tableau clinique a été inauguré par des crises de dyspnée sifflante chez 84 enfants (84%). Les 16 enfants non siffleurs avaient une toux chronique, un encombrement bronchique ou des pneumopathies à répétition. A la fin de la période du suivi, 96% des enfants asthmatiques présentaient des crises d'asthme. Chez les quatre enfants restants, la toux, associée dans deux cas à un encombrement bronchique permanent, résumait le tableau clinique de la maladie asthmatique.

La toux :

La toux fait souvent partie du tableau clinique de la maladie asthmatique. Elle peut dans certains cas résumer le tableau clinique de la maladie ou en représenter le symptôme essentiel. L'asthme représenterait 40% des causes de toux chronique de l'enfant [11]. La toux est le plus souvent sèche, nocturne (72%), induite par l'exercice (78%) et le froid (44%). Une infection virale respiratoire est une cause quasi-constante de l'exacerbation de la toux [11]. Son association à la dyspnée et au sifflement permet de poser le diagnostic d'asthme.

Depuis les années 80, la toux isolée est considérée comme un équivalent d'asthme. C'est une toux chronique qui apparaît chez des enfants asymptomatiques par ailleurs et dont l'EFR montre une fonction pulmonaire de base normale. Ces enfants ont cependant une HRB non spécifique et ils évoluent favorablement sous traitement anti-asthmatique [32]. Les études longitudinales montrent que le tiers des enfants suivis pour toux, équivalent d'asthme, développent ultérieurement un sifflement typique de l'asthme classique [32]. Ainsi, toute toux sèche évoluant depuis plus de 3 semaines est justiciable d'un traitement anti-asthmatique d'épreuve [11].

Cependant, dans plusieurs études récentes, il apparaît que la toux a été trop souvent considérée comme équivalent d'asthme et que les enfants ayant une toux isolée ont été assez souvent lourdement traités [45].

Brooke et col [12] ont suivi pendant deux ans 488 enfants âgés de moins de 4 ans. Ces enfants ont été subdivisés en trois groupes : les enfants asymptomatiques, les tousseurs chroniques et les siffleurs. A l'âge scolaire, 7,2% des tousseurs chroniques développent un sifflement contre 6,7% dans le groupe des enfants asymptomatiques. La différence n'étant pas significative.

Le suivi de la cohorte de Tucson [214] montre que le risque de développer un asthme, à l'âge de 6 ans, est de 12,6% pour les tousseurs chroniques contre 5,5% pour les enfants asymptomatiques, 21,1% pour les siffleurs et 33,3% pour ceux qui ont un sifflement associé à une toux. Les auteurs supposent que la toux chronique isolée est une entité différente de l'asthme.

Par ailleurs, dans une étude danoise portant sur 2978 enfants âgés de 5 ans, Hermann [67] démontre que les facteurs de risque d'asthme à l'âge préscolaire (sexe masculin, asthme maternel, exposition allergénique) ne sont pas des facteurs de risque de toux chronique.

Ainsi, il apparaît que parmi les enfants ayant une toux chronique isolée seule une minorité, légèrement supérieure à la population générale, est asthmatique. Retenir la toux isolée comme équivalent d'asthme doit être extrêmement prudent pour éviter des traitements inutiles. Le diagnostic sera orienté par le contexte clinique, les résultats des explorations allergologiques et des EFR. Le diagnostic doit être toujours révisé chaque fois que la réponse au traitement anti-asthmatique n'est pas optimale [194].

Dans notre travail, 9 enfants avaient une toux isolée. Sept d'entre eux avaient développé des crises de dyspnée sifflante après une durée moyenne de 36 mois, un enfant était devenu asymptomatique et un autre a été perdu de vue.

La toux faisait partie du tableau clinique initial de 63 enfants (63%). Elle était associée aux crises de dyspnée sifflante ou à un encombrement bronchique permanent. C'était une toux souvent nocturne (32%) ou induite par l'effort (30%). Elle était rarement matinale (4%).

1.2. les facteurs déclenchants ou triggers :

Plusieurs facteurs sont connus pour déclencher les crises d'asthme chez l'enfant d'âge préscolaire. Dans une étude portant sur 92 familles d'enfants asthmatiques âgés de 18 mois à 6 ans, Loftus [117] montre que 100% des parents retiennent l'infection comme facteur déclenchant des crises d'asthme contre 88% pour l'exercice et 26% pour l'allergie. Les autres facteurs incriminés dans l'exacerbation de l'asthme à l'âge préscolaire sont : le tabagisme passif, l'émotion, les polluants, certains aliments…[53].

Comme dans toutes les tranches d'âge, l'infection apparaît comme le principal facteur précipitant. Le pic des hospitalisations pour crise d'asthme est concomitant des épidémies des infections respiratoires virales, ce qui rend compte de la recrudescence automno-hivernale retrouvée souvent dans l'histoire naturelle de la maladie. Loftus [117] retrouve ce caractère saisonnier de la maladie asthmatique chez 21,7% des enfants étudiés. Dans notre étude, 81% des enfants notaient une exacerbation de leur maladie au cours de la saison froide. Récemment, les infections à germes intracellulaires tels que le Mycoplasme et le Chlamydiae ont été incriminées dans les exacerbations de la maladie [14].

1.3. la sévérité de l'asthme :

Les critères employés pour définir la gravité de l'asthme varient dans le temps et selon les études, rendant les comparaisons difficiles. Pour pouvoir juger de la gravité de l'asthme il faut s'enquérir de la fréquence des symptômes diurnes et nocturnes et des consultations et hospitalisations en urgence. Ces données sont à la base des classifications de la sévérité de l'asthme [17]. Celle adoptée dans notre étude est la classification du GINA 2004 [28] permettant de classer l'asthme en 4 classes de sévérité croissante: l'asthme intermittent, persistant léger, persistant modéré et persistant sévère.

Les données épidémiologiques sont variables selon le type d'exercice et le mode de recrutement. L'asthme intermittent ou léger représente souvent la majorité des cas pédiatriques. En effet, dans une étude française portant sur 2765 enfants âgés de 5 à 6 ans, les formes légères représentaient 91,3% des cas [107]. Dans une étude américaine portant sur 2215 enfants âgés de 3 à 5 ans, les formes légères représentaient 84% des cas [132]. Ces deux études ont porté sur des cohortes non hospitalières.

Dans une étude portant sur 75 enfants suivis en milieu hospitalier, Siret [181] trouve 41% d'asthme épisodique peu fréquent, 43% d'asthme épisodique fréquent et 16% d'asthme persistant. Dans notre étude, 7% des patients avaient un asthme intermittent, 52% avaient un asthme persistant léger, 35% avaient un asthme persistant modéré et 6% avaient un asthme persistant sévère. Ces faibles proportions des formes légères dans notre étude comme dans celle de Siret [181] peuvent être expliquées par un biais de recrutement lié au caractère hospitalier de la consultation de pneumopédiatrie qui traite des formes sévères de la maladie.

La déformation thoracique est un signe de l'examen physique qui traduit la sévérité et la chronicité des symptômes asthmatiques. A l'âge préscolaire, le thorax est plus compliant et les déformations s'opèrent plus précocement. Dans l'étude de Loftus [117], 63% des enfants avaient une déformation thoracique. Dans notre travail, 10% des enfants asthmatiques avaient une dépression sous mammaire bilatérale. Ces enfants avaient un asthme persistant sévère ou modéré.

2. Aspects paracliniques :

Le diagnostic d'asthme est essentiellement clinique. Les examens sont utiles pour éliminer d'autres diagnostics différentiels (radiographie du thorax) ou pour signer l'atopie (tests cutanés) qui confortera le diagnostic d'asthme. L'EFR, encore difficile à réaliser à l'âge préscolaire, aide au diagnostic positif dans les formes atypiques et permet le suivi de l'enfant.

2.1. La radiographie du thorax :

Elle peut montrer des signes radiologiques compatibles avec le diagnostic d'asthme mais elle ne permet pas de le confirmer. Son avantage est d'écarter les autres affections pouvant se traduire par un sifflement et une toux à l'âge préscolaire (inhalation de corps étranger, mucoviscidose..) [17].

Faite en dehors des crises, la radiographie du thorax est souvent normale. Dans les formes sévères, une distension thoracique peut être objectivée. Chez un enfant en pleine crise d'asthme, la radiographie du thorax objective la distension thoracique avec parfois des foyers de condensation alvéolaire ou des complications mécaniques. L'analyse des radiographies du thorax de 371 enfants d'âge préscolaire vus aux urgences pour une première crise de dyspnée sifflante, avait objectivé la distension thoracique dans 94,3% des cas. Pour les 21 enfants restants, 7 avaient une condensation alvéolaire avec une atélectasie segmentaire et 8 avaient des images d'atélectasie, unique (6 cas) ou multiple (2 cas). Cinq autres enfants avaient une pneumonie et un patient avait un pneumo-médiastin [188]. Dans notre étude, la radiographie du thorax a été réalisée chez tous les patients. Trente huit enfants étaient hospitalisés pour une crise d'asthme. La radiographie du thorax était normale dans 56% des cas. Ailleurs, elle avait montré une distension thoracique bilatérale chez 40 enfants (40%). Chez 3 patients en crise d'asthme, cette distension s'est associée à une atélectasie en bande dans deux cas et à un pneumo médiastin dans un autre cas. Un foyer de condensation alvéolaire a été retrouvé dans 3 cas et des signes de dilatation de bronches dans un seul cas.

2.2. Les tests cutanés :

Les tests cutanés représentent un critère de poids pour le diagnostic de l'atopie [85]. Ils traduisent une réaction IgE dépendante (hypersensibilité immédiate de type I). En effet, ils permettent de mettre en évidence les IgE fixées sur les mastocytes cutanés, qui au contact de l'allergène, libèrent les médiateurs responsables de la réaction d'œdème, d'érythème et de prurit [85].

Devant des signes cliniques évocateurs, les tests cutanés permettent d'identifier la ou les sensibilisations et d'appuyer le diagnostic d'asthme [85,215].

Les prick tests, de réalisation facile, sont faisables à tout âge, pourvu que la peau soit réactive aux témoins positifs [17,85,193]. Cette réactivité cutanée augmente avec l'âge. La prévalence des tests cutanés positifs augmente avec l'âge et l'incidence moyenne est estimée à 5,5% par an [82,98]. Dans une série de 150 enfants asthmatiques, le taux de positivité des tests cutanés était de 25% à 2 ans et 35% à 3,8 ans [85]. Dans une autre étude [117] qui avait intéressé 92 enfants asthmatiques de 2 à 6 ans, le taux de positivité des tests cutanés était de 71%. Ceci implique qu'un test cutané négatif doit être contrôlé, surtout si la clinique est très évocatrice d'atopie [85].

Le choix des allergènes testés est orienté par l'interrogatoire et la répartition des sensibilisations dans la population étudiée [85]. Ainsi, à l'âge préscolaire les pneumallergènes prédominent largement [85], avec tout d'abord les allergènes domestiques (acariens, phanères d'animaux, moisissures, blattes) puis extérieurs (pollens). Les allergènes alimentaires ou trophallergènes (lait, œuf, arachide, soja, noisette, morue, blé…) sont rarement rencontrés à cet âge [74,99,151].

Dutau [46] a trouvé qu'avant l'âge de trois ans, les sensibilisations aux pneumallergènes sont aussi fréquentes que les sensibilisations alimentaires (respectivement 21% et 23%). Parmi les allergènes environnementaux, les acariens et les phanères d'animaux sont les plus représentés avec respectivement 11% et 6%. Les trophallergènes les plus en cause sont : l'œuf (8%), l'arachide (7%), le lait de vache (4%) et le poisson (2%). Après l'âge de trois ans, les pneumallergènes viennent au premier plan (69%) alors que la responsabilité des trophallergènes diminue nettement (8%). Ces résultats rejoignent ceux de Burr [19] qui a trouvé que la sensibilisation au blanc d'œuf est la plus fréquente à l'âge de 6 mois et 1 an (7%), alors qu'elle ne représente que 1% des sensibilisations à l'âge de 7 ans. A cet âge, les sensibilisations aux acariens, aux pollens et au chat représentent respectivement 19%, 12,6% et 9% des sensibilisations observées.

Parmi nos 100 patients, 76 enfants avaient eu leur première série de tests cutanés entre 2 et 5 ans. Cinquante deux d'entre eux (68,4%) avaient des tests cutanés positifs. Les sensibilisations les plus fréquentes étaient celles aux acariens présentes dans 90% des cas. Une sensibilisation aux blattes a été retrouvée dans 11,5%, aux 5-Graminés dans 9,6%, et à l'alternaria dans 3,8% des cas. Les sensibilisations aux poils de chat et de chien sont faiblement représentées, respectivement 7,7% et 2% des cas.

Trente quatre enfants d'âge préscolaire étaient monosensibilisés (44,7%). Les allergènes responsables étaient les acariens dans 30 cas, les 5-Graminés dans deux cas et les blattes et l'alternaria dans un cas chacun.

Onze enfants âgés de 2 à 5 ans étaient polysensibilisés ($\geq$ 3 allergènes). Les trophallergènes n'ont pas été testés.

2.3. L'exploration fonctionnelle respiratoire :

De nos jours, les épreuves fonctionnelles respiratoires sont devenues de réalisation courante chez l'enfant d'âge préscolaire. La problématique est que cet âge est une période intermédiaire, où l'enfant est en règle considéré comme trop jeune pour coopérer de façon volontaire, mais trop âgé pour bénéficier d'une exploration sous sédation par hydrate de chloral. Pour contourner ces difficultés, on a recours dans cette tranche d'âge à des techniques ne nécessitant pas de coopération active de la part de l'enfant. La mesure pléthysmographique des RVAS permet d'évaluer la fonction pulmonaire à partir de l'âge de 2 ans [88]. Les mesures sont obtenues lors d'une respiration normale ne nécessitant pas des manœuvres forcées ni l'exécution des instructions verbales. L'acceptabilité a été améliorée par l'utilisation des masques faciaux adaptés et par le raccourcissement de la durée de l'épreuve. La présence d'un adulte accompagnant l'enfant dans la cabine s'avère parfois nécessaire à l'âge préscolaire sans pour autant altérer la reproductibilité des mesures. L'acceptabilité étant âge dépendante, 57% et 65% des enfants âgés respectivement de 2 ans et 3 ans réussissent l'épreuve [144]. Parmi les autres techniques, on cite la mesure des résistances à l'écoulement des gaz par interruption du débit aérien (Rint) et les techniques de spirométrie incitative visant à améliorer la faisabilité [181]. Plusieurs études ont montré que ces techniques sont réalisables et reproductibles à l'âge préscolaire [88,144,181]. Dans une population d'enfants asthmatiques âgés de 3 à 5 ans, Siret [181] a évalué le taux de faisabilité et de reproductibilité de ces deux techniques à respectivement 92% et 91%.

L'HRB est une caractéristique de la maladie asthmatique. Son étude chez l'enfant d'âge préscolaire, se fait à travers la réponse directe à des substances pharmacologiques comme la métacholine ou l'histamine [17], ou indirectement par le test à l'air froid qui est plus simple et faisable à partir de l'âge de 2 ans. Récemment, ce test a été réalisé chez 71 enfants âgés de 2 à 5 ans, 29 sains et 38 asthmatiques. Soixante-sept enfants (94%) ont réussi à terminer l'épreuve avec succès [144].

Grâce aux progrès des techniques de l'EFR, la mesure des paramètres fonctionnels respiratoires est devenue aisée à l'âge préscolaire. Les appareils de mesure ne sont cependant disponibles que dans certains centres hospitaliers de référence. La généralisation de la pratique de l'EFR aide au diagnostic en objectivant le syndrome obstructif réversible sous β2. La surveillance fonctionnelle respiratoire bi-annuelle permet le suivi de l'asthme sous traitement [181]. Ainsi, Klug [88] trouve des résistances à l'écoulement du gaz élevées par la méthode Rint chez 44% des enfants asthmatiques, jugés cliniquement comme stables.

Dans notre étude, l'EFR s'est faite par méthode pléthysmographique avec mesure des RVAS avant et après inhalation des β2 mimétiques. Vingt enfants (20%) ont eu une EFR à titre diagnostique. Deux parmi-eux avaient une toux chronique et 18 avaient des bronchites récidivantes dont le caractère sifflant n'était pas franc. Dans 8 cas, une obstruction bronchique réversible sous β2 mimétiques a été objectivée, ce qui a permis d'aider au diagnostic. Dans 12 cas, l'EFR était normale. La recherche d'une HRB non spécifique n'a pu être réalisée par manque de moyens.

Soixante dix huit enfants (78%) ont bénéficié d'une surveillance fonctionnelle respiratoire. Elle avait pour but d'évaluer la réponse au traitement de fond chez 73 enfants et de surveiller un asthme intermittent chez 5 autres enfants. Quarante-neuf enfants ont eu des contrôles multiples de l'EFR, à raison de 1 à 2 EFR par an. Parmi les 73 enfants traités, 46 (63%) avaient une EFR normale et 27 (37%) avaient une obstruction bronchique réversible sous β2 mimétiques. Parmi ces derniers, trois se considéraient comme cliniquement stables. Chez les enfants ayant un asthme intermittent, l'EFR était normale dans 4 cas et avait montré une obstruction bronchique réversible sous β2 mimétiques dans le cas restant.

Ainsi, il apparaît clairement que l'EFR occupe une place importante dans le diagnostic et le suivi de la maladie asthmatique. En effet, elle aide au diagnostic des équivalents d'asthme et permet d'évaluer la sévérité et de suivre l'évolutivité de la maladie. C'est dire la nécessité de développer les unités d'EFR au sein des services de pneumo-pédiatrie.

2.4. Le dosage des IgE sériques totales :

La responsabilité directe des IgE dans l'hypersensibilité de type I amène logiquement à rechercher une corrélation entre leur production excessive et le terrain atopique [152].

Le taux sérique des IgE est influencé par les stimulations allergéniques qui commandent leur synthèse. Toutefois, le passage des IgE dans la circulation est transitoire et leur durée de vie y est très courte. On conçoit donc aisément qu'un sujet atopique peut avoir des IgE sériques dans les limites de la normale. Ainsi, l'élévation des IgE sériques totales n'est ni constante ni spécifique de l'atopie [152]. Mazon Ramos [130] a démontré, en prenant les tests cutanés comme examen allergologique de référence, que la sensibilité et la spécificité du dosage des IgE sériques totales pour le diagnostic de l'atopie, sont respectivement de 60% et 92% pour un seuil de 100 UI/ml et les valeurs prédictives positive et négative sont respectivement de 86 et 74%. D'ailleurs, le dosage systématique des IgE totales pour appuyer l'hypothèse d'un asthme, n'est plus recommandé par l'agence française de sécurité sanitaire des produits de santé (Afssaps) [103]. Aucun de nos patients n'a eu une demande du dosage des IgE totales, mais 37 enfants ont eu ce dosage antérieurement à la première consultation. Trente et un enfants parmi ces 37 enfants (83.8%), avaient des taux élevés pour l'âge. Des taux proches ont été retrouvés dans la littérature (Tableau XXXV).

Tableau XXXV : prévalence des IgE sériques totales élevées chez l'enfant asthmatique

Etude	Prévalence des IgE élevées
Loftus [117]	74%
Huang [71]	64.2%
Notre série	83.8%

2.5. L'éosinophilie sanguine :

L'infiltration éosinophilique est une caractéristique des différentes pathologies allergiques. Dans l'asthme, l'infiltration éosinophilique est considérée comme un élément pathognomonique du diagnostic et proportionnelle à la sévérité de la maladie. En effet, les polynucléaires éosinophiles sont responsables du relargage des protéines basiques et des cytokines qui participent aux dommages épithéliaux bronchiques [123]. Dans une étude anglaise portant 92 enfants asthmatiques d'âge préscolaire, une hyperéosinophilie (> 500 éléments/mm3) a été notée dans 50% des cas [117]. Pour Mazon Ramos [130], un taux d'éosinophiles > 450 éléments/mm3 est un marqueur d'atopie avec une sensibilité de 52%, une spécificité de 71% et des valeurs prédictives positive et négative respectivement de 61% et 63%.

Dans une étude plus récente, Siroux [182] démontre que le taux des éosinophiles sanguins n'est pas corrélé à la sévérité de l'asthme de l'enfant, probablement du fait d'une prédominance des polynucléaires neutrophiles en cas d'asthme sévère.

Dans notre travail, 52 enfants ont eu une numération formule sanguine soit avant leur première consultation ou dans le but de rechercher une anémie suspectée cliniquement. Le taux de polynucléaires éosinophiles n'a été précisé que dans 17 cas. Douze enfants avaient une hyperéosinophilie sanguine.

Ces enfants avaient un asthme persistant léger ou modéré sans qu'il y ait de corrélation entre l'augmentation du taux des polynucléaires éosinophiles et la sévérité de la maladie.

II. DEVENIR DE L'ASTHME DE L'ENFANT D'AGE PRESCOLAIRE :

Différentes études épidémiologiques montrent que l'asthme de l'enfant est une maladie inflammatoire hétérogène avec plusieurs phénotypes et différents signes cliniques dépendants de l'âge, du sexe, des facteurs génétiques et des facteurs environnementaux [27].

Toutes ces formes cliniques n'ont pas la même évolution même si l'histoire clinique est caractérisée par la récidive des épisodes d'obstruction bronchique [127].

Plusieurs études montrent que le début de la maladie se fait, dans la majorité des cas, au cours de la période préscolaire. En effet, 80% à 90% des enfants scolarisés ayant un asthme ont vu leur maladie s'installer avant l'âge de cinq ans [13,27] et près de 40% des enfants asthmatiques d'âge préscolaire restent symptomatiques à l'âge scolaire [12,101,127].

Prédire l'évolution de l'asthme de l'enfant d'âge préscolaire a toujours intéressé les auteurs. En effet, l'identification des facteurs de risque de persistance aide à la compréhension des mécanismes physiopathologiques de l'asthme et permet d'adapter les mesures préventives. Une telle information permettra également d'avoir un discours plus clair avec les parents [204].

Ces informations sont apportées par les études épidémiologiques longitudinales qui suivent l'enfant de la période préscolaire jusqu'à l'âge scolaire, l'adolescence voire l'âge adulte (tableau n°XXXVI). Ces études sont cependant très hétérogènes. Certaines [135,191], ont intéressé des cohortes de naissance, d'autres [36,156], des nourrissons qui avaient présenté un ou plusieurs épisodes de sifflement. L'hétérogénéité des populations étudiées explique les difficultés rencontrées dans la comparaison des résultats.

Tableau n°XXXVI : Devenir de l'enfant asthmatique dans les études épidémiologiques longitudinales

Etude	Nature de la cohorte	Taille de la cohorte	Age à la 1ère évaluation	% des siffleurs	Age à la 2ème évaluation	% des siffleurs persistants	Age à la 3ème évaluation	% des siffleurs persistants par rapport à la 2ème évaluation	Critères de surveillance	Facteurs corrélés à la persistance des symptômes à l'âge scolaire
Morgan[135]	Cohorte de naissance	826	3 ans	33.5%	6 ans	40.8%	8 ans	70%	-clinique -tests cutanés -fonction pulmonaire -IgE totales	-fonction pulmonaire normale à 1 an et diminuée à 6 ans -atopie personnelle et familiale
Delacourt[36]	Cohorte de nourrissons asthmatiques	129	16 mois	-	5 ans	40%	9 ans	80%	-clinique -fonction pulmonaire -HRB à la méthacholine	-fonction pulmonaire altérée à 17 mois -les enfants encore symptomatiques à 5 ans
Brooke[12]	Cohorte de naissance	1650	5 ans	6.7%	Age scolaire	38%	-	-	-clinique -fonction pulmonaire -HRB à la méthacholine -tests cutanés -Peak flow	-fonction pulmonaire diminuée -HRB -atopie Variabilités du Peak flow
Kurukulaaratchy [101]	Cohorte de naissance	1456	4 ans	33%	10 ans	37%	-	-	-clinique -tests cutanés	-histoire familiale d'asthme -tests cutanés positifs à 4 ans -infections pulmonaires récurrentes à 2 ans.

A notre connaissance, notre étude est la seule étude qui s'est intéressée au devenir à l'âge scolaire des enfants devenus asthmatiques dans l'intervalle entre 2 et 5 ans. Les autres études définissent souvent la période préscolaire comme la période en deçà de 5 ans sans limite inférieure d'âge, et suivent ainsi des cohortes plus hétérogènes.

Parmi les études épidémiologiques deux méritent notre attention. La première est celle de Melbourne [156] portant sur 479 enfants, choisis de façon randomisée et suivis prospectivement depuis l'âge de 7 ans jusqu'à l'âge de 42 ans. A l'inclusion ces enfants ont été subdivisés en 5 groupes selon l'existence ou non des manifestations sifflantes, leur fréquence et leur étiologie (viro-induite ou non).

Le groupe témoin des enfants asymptomatiques

Le groupe des enfants ayant des manifestations sifflantes viro-induites non fréquentes (< 5 épisodes)

Le groupe des enfants ayant des manifestations sifflantes viro-induites fréquentes

(> 5 épisodes)

Le groupe des enfants ayant un asthme non viro-induit

Le groupe des enfants ayant un asthme sévère avec déformation thoracique et limitation de la fonction pulmonaire.

Au premier contrôle à l'âge de 14 ans, les auteurs concluent que la sévérité initiale de la maladie conditionnait largement la persistance des manifestations sifflantes à l'âge scolaire. Cette persistance est corrélée, dans le groupe d'asthme sévère, à la diminution des volumes pulmonaires qui s'installe à l'âge scolaire pour persister jusqu'à l'âge adulte [156].

La deuxième étude est celle de Martinez [127] qui suit prospectivement depuis 1980, au Tucson, une cohorte de 826 nouveau-nés. Martinez a ainsi pu identifier trois phénotypes de l'asthme préscolaire : les siffleurs transitoires, l'asthme non atopique et l'asthme atopique.

Le premier type est celui des siffleurs transitoires qui voient leur symptomatologie obstructive et sifflante disparaître autours de l'âge de 3 ans. Ces enfants ne font pas partie de notre sujet de discussion.

Le deuxième type ou asthme non atopique est représenté par les enfants qui commencent à siffler avant l'âge de 3 ans et restent symptomatiques jusqu'à l'âge scolaire et à l'adolescence. Ce groupe représente 40% des siffleurs persistants. Ces enfants ont une enquête allergologique négative, une fonction pulmonaire normale par rapport au groupe témoin, à la naissance et à l'âge de 18 ans et une HRB à la métacholine [135]. Ces enfants ont souvent des antécédents de bronchiolite surtout à VRS au cours des premières années de vie, ce qui appuie la théorie d'une obstruction bronchique post virale. Ce type d'asthme non atopique est moins fréquent, moins sévère et moins persistant que l'asthme atopique, ne dépassant généralement pas la première décade de la vie [27].

Le troisième type, ou 2ème sous-groupe de l'asthme persistant, est l'asthme atopique. Ces enfants ont souvent, comparativement aux témoins, des antécédents familiaux et personnels d'atopie et une fonction respiratoire de base normale. L'enfant atopique peut en effet développer une inflammation bronchique éosinophilique chronique qui conduit à une HRB qui sera responsable de la survenue des manifestations cliniques asthmatiques pendant et en dehors des infections virales. Il est possible que dans les cas les plus graves, la persistance de cette inflammation contribue aux phénomènes de remodelage des voies aériennes dont la conséquence est l'installation de lésions permanentes avec une obstruction irréversible de degré variable [27,120]. La persistance de l'asthme, à l'âge de 16 ans est, comme démontrée dans la cohorte de Melbourne, associée au déclin de la fonction respiratoire qui s'installe dès l'âge scolaire et persiste jusqu'à l'âge adulte [135].

Les conclusions des études épidémiologiques sont donc unanimes. L'identification précoce avant l'âge de 5-6 ans de l'enfant siffleur persistant, est impérative. Seule une prise en charge précoce et de qualité pourrait prévenir la détérioration de la fonction pulmonaire et la persistance de la maladie à l'âge adulte [27].

Curieusement, l'asthme est encore insuffisamment traité à l'âge préscolaire. En effet, une étude suisse récente [95] révèle que l'asthme est souvent moins bien traité chez les enfants âgés de moins de 6 ans que chez ceux âgés de 13 à 16 ans. Le contrôle de la maladie est en effet atteint dans respectivement 38% et 66% des cas. C'est dire la nécessité d'une sensibilisation plus large des médecins généralistes et des pédiatres qui suivent les enfants de moins de 6 ans.

Malheureusement, avant l'installation des lésions pulmonaires irréversibles, aucun marqueur biologique n'est corrélé à la persistance de l'asthme et ne peut donc identifier les siffleurs persistants. Pour palier à ces difficultés et dans le but d'aider le médecin à évaluer le pronostic, Castro Rodriguez [26] a établi, dans le cadre de l'étude de la cohorte de Tucson, un index prédictif d'asthme (API). Cet index comporte des critères majeurs et des critères mineurs (tableau n°XXXVII). Un API positif associe aux épisodes de wheezing, un critère majeur ou deux critères mineurs. Les enfants d'âge préscolaire ayant un API positif ont 7 fois plus de risque de garder un asthme à l'âge scolaire par rapport aux enfants ayant un API négatif (OR= 7,1 ; IC : 3,5-14,1). La sensibilité de cet index est de 56.6% et sa spécificité est de 80.8%.

Tableau n°XXXVII : Index prédictif d'asthme [26]

Critères majeurs	ATCD de DA diagnostiquée par un médecin dans les 3 premières années de vie
	Au moins un des deux parents asthmatique
Critères mineurs	ATCD ou RA diagnostiquée par un médecin dans les 3 premières années de vie
	Des épisodes de sifflement en dehors des rhumes
	Hyperéosinophilie sanguine ≥ 4% dans les 3 premières années de vie
API positif : manifestations sifflantes récurrentes lors des 3 premières années de vie + 1 critère majeur ou 2 critères mineurs	

Kurukulaaratchy [101] a suivi prospectivement une cohorte de naissance jusqu'à l'âge de 10 ans. Il a pu ainsi établir un score permettant d'évaluer à l'âge de 4 ans, le risque de persistance de l'asthme à l'âge de 10 ans. Ainsi un score à 4 à l'âge de 4 ans prédit la persistance de l'asthme dans 83,3% des cas, alors que si le score est nul, les manifestations sifflantes sont transitoires dans 80% des cas (tableau n°XXXVIII).

Tableau n°XXXVIII : Score de Kurukulaaratchy [101]

Facteurs de risque et cotation	Score à 4 ans	Asthme persistant à 10 ans (%)
Histoire familiale d'asthme (1 point)	0	20%
Des infections pulmonaires récurrentes à l'âge de 2 ans (1 point)	1	19,1%
	2	31,7%
Des tests cutanés positifs à l'âge de 4 ans (1 point)	3	65,6%
Absence d'infections respiratoires hautes virales à l'âge de 1 an (1 point).	4	83,3%

En cas d'évolution favorable de la maladie, plusieurs auteurs différencient la rémission complète et la rémission clinique.

La rémission complète associe l'absence des symptômes d'asthme, l'arrêt de tout traitement et l'absence d'obstruction bronchique alors que la rémission clinique associe seulement les deux premiers critères à savoir l'absence des symptômes d'asthme et l'arrêt de toute médication [156,175].

Dans notre étude, nous avons retenu la rémission complète comme le témoin d'une évolution favorable. Tel a été le cas de 13 de nos patients (14,8%). Dans l'étude de Sekerel [175], 31 enfants (27%) étaient en rémission complète et 30 autres en rémission clinique (26%).

III. FACTEURS PREDICTIFS DE LA PERSISTANCE DES MANIFESTATIONS SIFFLANTES :

1. Le sexe :

Le sexe masculin est reconnu depuis très longtemps comme un facteur de risque d'asthme chez l'enfant probablement à cause de la plus grande prévalence de l'atopie chez les sujets de sexe masculin [174,195].

Les études longitudinales ont montré que la prédominance masculine dans l'asthme de l'enfant diminue progressivement pour disparaître vers la puberté [174,175].

Après l'âge de 20 ans, l'incidence et la sévérité de l'asthme sont plus grandes chez les sujets de sexe féminin ce qui suggère que le pronostic, à long terme, de l'asthme est meilleur chez le garçon [51,164,174,175,195]. En effet, Sekerel [175] a montré que le sexe féminin est un facteur prédictif de persistance des symptômes d'asthme et d'absence de rémission clinique, à l'âge de 17 ans, avec des odds ratios respectifs de 3,3 et 2,3. Dans la cohorte de Tucson portant sur 826 enfants suivis prospectivement de la naissance jusqu'à l'âge de 22 ans, le sexe masculin a également été identifié comme un facteur de risque de persistance de l'asthme à l'âge de 6 ans [127].

Weiss [204] a démontré que si les patients de sexe masculin ont une incidence accrue d'asthme, ce sont les sujets de sexe féminin qui affichent le plus grand déficit des fonctions respiratoires.

Des différences dans la croissance pulmonaire, le diamètre des voies aériennes et la taille du parenchyme, entre les deux sexes, ont été rapportées [175]. Par ailleurs, l'ambiance hormonale influencerait le degré de l'inflammation des voies aériennes ainsi que la fonction du muscle lisse respiratoire [122,175].

L'analyse de nos données ne montre pas que le sexe est un facteur prédictif de la persistance des manifestations sifflantes à l'âge de 10 ans puisque 88.2% des filles et 83.3% des garçons (p=0.76) sont encore symptomatiques à la fin de notre étude. Notre faible effectif, comparativement aux autres études épidémiologiques portant sur des cohortes de quelques centaines à quelques milliers d'enfants asthmatiques, pourrait expliquer ce résultat.

2. L'atopie :

2.1. L'atopie familiale :

Les antécédents familiaux d'asthme ou de maladies allergiques ont été souvent associés à la genèse de l'asthme chez l'enfant, et de l'atopie d'une façon plus générale. Plusieurs études ont montré que cette association est plus forte en cas d'asthme persistant ce qui dénote d'une prédisposition génétique à la persistance de l'asthme [18,118]. Les études de Csonka [33] et Kurukulaaratchy [101] sont venues appuyer ce résultat en classant les antécédents familiaux d'asthme, chez un parent ou dans la fratrie, parmi les principaux facteurs de risque de la persistance de l'asthme à l'âge scolaire avec des odds ratio respectifs de 1.9 et 2.31.

Le rôle de l'asthme parental et particulièrement maternel semble être important dans la persistance de l'asthme chez l'enfant. Dans l'étude de Martinez [127], Les siffleurs persistants avaient la plus grande prévalence d'asthme maternel (22%) et la présence d'un asthme maternel multipliait par 4 le risque de persistance de l'asthme à l'âge de 6 ans. De tels résultats ont été confirmés par Lowe [121] et Turner [191]. Ly [122] et Rhodes [162] soulignent le rôle des antécédents familiaux d'asthme et de RA dans la persistance de l'asthme à l'âge scolaire confirmant ainsi l'importance de l'hérédité dans la persistance de l'asthme.

Le rôle prédictif des antécédents familiaux n'apparaît que dans les études portant sur de larges effectifs. Dans les études de Roorda [165] et de Gerritsen [51] portant sur, respectivement, 406 et 119 enfants asthmatiques, l'atopie familiale ne semble pas influencer le cours de la maladie. Toutefois, l'association de maladies allergiques au sein d'une même famille peut témoigner, en plus des facteurs génétiques communs, de l'influence des facteurs environnementaux partagés par les membres d'une même famille, et qui peuvent participer à la persistance de l'asthme. La responsabilité de ces différents types de facteurs est difficile à préciser [18].

Dans notre étude, 40% des enfants asthmatiques d'âge préscolaire avaient des antécédents familiaux d'atopie, et dans 75% des cas, cet antécédent était un asthme familial. Aucune liaison significative n'a été cependant démontrée entre ces antécédents et la persistance de l'asthme à l'âge scolaire (p=1). Ceci pourrait être expliqué par la petitesse de notre échantillon.

2.2. L'atopie personnelle :

➢ *La dermatite atopique (DA) :*

Le rôle de la DA dans la persistance de l'asthme a été largement débattu. Pour Illi [73] le risque de persistance du wheezing à l'âge de 7 ans est plus élevé chez les enfants ayant eu une DA au cours des premières années de vie que chez ceux qui n'avaient pas d'atteinte cutanée. L'odds ratio était respectivement de 2,86 et 1,93.

Le suivi de la cohorte de Tucson [127] confirme ce résultat. L'existence d'une DA dans les antécédents multiplie par 2,4 le risque de persistance des symptômes d'asthme à l'âge de 6 ans.

Pour Callahan [23], la DA est un facteur de risque d'asthme à l'âge préscolaire mais elle ne semble prédire ni sa sévérité ni sa persistance à l'âge scolaire.

Parmi les 88 enfants inclus dans l'analyse évolutive de notre étude, 6 patients avaient des antécédents personnels de DA. Bien que 5 d'entre eux soient encore symptomatiques à l'âge scolaire, la liaison entre les antécédents de DA et la persistance des manifestations sifflantes n'a pas été statistiquement significative (p=1). La faible prévalence de la DA dans notre population explique très probablement ce résultat.

> ***L'allergie alimentaire (AA) :***

Les études qui se sont intéressées à l'AA comme facteur prédictif de la persistance de l'asthme à l'âge scolaire sont rares [38]. Ainsi, pour Kurukulaaratchy [101], l'AA des deux premières années de vie n'est pas associée à la persistance à l'âge de 10 ans de l'asthme déclaré au cours des 4 premières années. Dans un travail prospectif portant sur 2027 enfants âgés de 6 à 13 ans, Csonka [33] avait montré que la présence dans les antécédents personnels d'une AA constituait un facteur de risque de persistance de l'asthme à l'âge scolaire. Cependant, c'était l'antécédent DA qui avait l'odds ratio le plus fort (2,2 vs 1,8).

Aucun de nos jeunes asthmatiques n'avait d'AA évolutive ou révolue.

> ***La rhinite allergique (RA) :***

Comme toute manifestation atopique, la RA a souvent été considérée comme un facteur de risque d'asthme persistant [174]. Dans une étude prospective portant sur une cohorte de 1456 nouveau-nés, Kurukulaaratchy [101] a démontré que la RA diagnostiquée à l'âge de 4 ans était un facteur de risque de la persistance de l'asthme (OR=3,06). Castro-Rodriguez [26] classe l'antécédent RA au cours des 3 premières années de vie parmi les critères de l'index prédictif d'asthme (API).

Ces conclusions ne sont pas partagées par Roorda [165], qui a analysé le devenir de 406 enfants asthmatiques dont 48% avaient une DA et/ou une RA et 52% n'avaient pas d'antécédents d'atopie personnelle. Aucune différence n'a été notée entre les deux groupes (p=0,3).

Dans notre étude, 95,3% des enfants qui ont développé une RA au cours du suivi, ont vu leurs manifestations sifflantes persister à l'âge scolaire. La RA n'est cependant pas prédictive de la persistance de l'asthme (p=0,17).

> ***Les tests cutanés :***

La positivité des tests cutanés a souvent été retenue dans les études longitudinales comme un facteur de persistance de la maladie asthmatique [84,121,148,156,191]. Dans un travail portant sur 968 enfants asthmatiques âgés de 6 ans, Joseph-Bowen [78] a montré que l'asthme associé à l'atopie semble être voué à la persistance à l'âge adulte. Cette relation est d'autant plus forte que les réactions induites par les allergènes sont plus importantes et que le nombre de sensibilisations augmente. Ces résultats ont été confirmés par Kaleyias [84] dans une étude portant sur 150 enfants âgés de 7 ans et suivis jusqu'à l'âge de 10 ans. Kaleyias avait montré que le risque de persistance de l'asthme à la puberté était proportionnel à la puissance de l'atopie évaluée par les tests cutanés. Ainsi une sensibilisation aux allergènes intérieurs ou une polysensibilisation (> 4 allergènes) semblent prédictives de l'évolution vers la persistance de l'asthme. De même, une exposition précoce et intense aux pneumallergènes surtout pendant les 3 premières années de vie serait incriminée dans la persistance de l'asthme à l'âge scolaire. Une exposition plus tardive ou une sensibilisation à un trophallergène ne semble pas avoir les mêmes conséquences [75]. Ces constatations, et bien d'autres, font que les tests cutanés ont été inclus dans certains scores prédictifs de la persistance de l'asthme à l'âge scolaire [101]. Les tests cutanés étant faisables à n'importe quel âge.

Dans notre travail, les tests cutanés étaient positifs chez 88,9% des 88 enfants inclus dans l'étude évolutive. La faiblesse de l'échantillon n'a pas permis de dégager une relation significative entre la positivité des tests cutanés et la persistance de l'asthme à l'âge scolaire (p=0,18). De même, aucune liaison significative n'a été notée entre la sensibilisation aux acariens et la persistance de l'asthme (p=0,11).

> ***Les IgE sériques totales :***

Diverses études épidémiologiques longitudinales [21,127,177] suggèrent que le taux des IgE sériques totales aurait une valeur pronostique.

Le suivi longitudinal de la cohorte de Tucson [177] avait montré que le taux des IgE sériques totales à 9 mois, à 6 ans et à 11 ans, était significativement plus élevé chez les siffleurs persistants que chez les siffleurs transitoires. Aucune relation n'a été retrouvée entre les taux d'IgE cordales et le devenir de l'asthme à l'âge scolaire [177]. Pour Burrows [21], une élévation des IgE sériques totales serait prédictive de la persistance de l'asthme et de l'HRB à l'âge de 11 ans. D'ailleurs, plusieurs études démontrent que par comparaison à l'adulte, les taux d'IgE sériques totales sont plus souvent associés dans l'asthme persistant de l'enfant à une inflammation chronique des voies aériennes, à une HRB persistante et à des anomalies du développement de la fonction respiratoire [123,150].

Dans notre travail, 32 enfants parmi les 37 qui ont eu le dosage des IgE sériques totales, ont été inclus dans l'étude évolutive. La valeur moyenne des IgE sériques totales était plus élevée dans le groupe des enfants asthmatiques qui ont vu leur symptomatologie persister à l'âge scolaire (n=25) (234,42 + 138,2 UI/mL) que dans celui des enfants devenus asymptomatiques en fin d'étude (n=7) (134,57+86,5 UI/mL). Cette différence est à la limite de la significativité (p=0,08).

3. La fonction respiratoire :

La valeur prédictive des anomalies fonctionnelles respiratoires a été insuffisamment étudiée dans l'asthme préscolaire [195]. Les études publiées sont par ailleurs très hétérogènes. Certaines [127,191] ont étudié la fonction respiratoire de base avant toute affection pulmonaire, alors que d'autres [88] se sont intéressées à la fonction pulmonaire des enfants qui ont déjà déclaré leur asthme.

Dans l'étude de Klug et Bisgaard [88], 109 enfants asthmatiques âgés en moyenne de 3,8 + 1 ans ont été suivis pendant un délai moyen de 2,9 ans. Tous ces enfants ont déclaré leur maladie au-delà de la 2ème année de vie. Une surveillance fonctionnelle respiratoire a été réalisée moyennant trois techniques : la méthode d'interruption du débit aérien (Rint), la mesure des résistances par méthode pléthysmographique et la technique des oscillations pulsées. La prévalence des anomalies fonctionnelles respiratoires a été respectivement de 44%, 14% et 7,5%. Ces anomalies fonctionnelles étaient présentes chez des enfants jugés cliniquement stables. L'étude montre aussi que cette fonction pulmonaire altérée ne prédit pas la persistance de l'asthme à l'âge scolaire. En effet, 40% des enfants asthmatiques dont la fonction pulmonaire est au-dessous des valeurs de référence et 49% des enfants asthmatiques avec une fonction pulmonaire normale sont encore symptomatiques à un âge moyen de 6,6 + 1,2 ans. Ainsi, la fonction pulmonaire de l'enfant asthmatique d'âge préscolaire ne semble pas influencer son devenir à l'âge scolaire.

Dans l'étude de Martinez [127], le groupe de siffleurs persistants avait une fonction pulmonaire normale à l'âge de 1 an. A l'âge de 6 et 16 ans, ces enfants avaient le syndrome obstructif le plus important. Dans une étude australienne plus récente, Turner [191] a démontré que la diminution de la fonction pulmonaire à l'âge de 1 mois était prédictive de la persistance jusqu'à l'âge de 11 ans de l'asthme déclaré entre 4 et 6 ans. Expliquer les différences entre ces deux études prospectives nous est difficile d'autant plus que les techniques de mesure de la fonction pulmonaire sont similaires.

D'autres études portant sur des cohortes de naissance ont démontré la valeur prédictive des anomalies fonctionnelles respiratoires dans la persistance de l'asthme à l'âge scolaire. Brussee [15] a trouvé que les résistances pulmonaires mesurées par la technique d'interruption du débit aérien sont plus élevées à l'âge de 4 ans, dans le groupe des siffleurs persistants par rapport au groupe des siffleurs transitoires et de ceux qui n'ont jamais sifflé. Lowe [121] a confirmé ces résultats à travers une étude portant sur une cohorte de naissance de 1085 nouveau-nés. Une élévation des résistances pulmonaires à l'âge de trois ans était prédictive de la persistance de l'asthme à 5 ans (RR=5,2). Le degré d'HRB était corrélé à la persistance de l'asthme de l'âge préscolaire à l'âge scolaire [121] voire l'âge adulte [174].

Dans une étude longitudinale portant sur 129 nourrissons asthmatiques, Delacourt [36] trouve que les enfants qui vont rester symptomatiques à l'âge de 9 ans avaient la fonction respiratoire la plus basse avec une forte HRB à la métacholine à l'âge de 17 mois.

Dans notre étude, l'évaluation de la fonction pulmonaire s'est faite par méthode pléthysmographique. Le suivi de notre cohorte a montré que 7 des 8 enfants ayant des résistances pulmonaires de base élevées et 22 des 24 enfants qui gardent des résistances élevées sous traitement restent symptomatiques à l'âge scolaire. Toutefois, la liaison entre la fonction pulmonaire de base et en intercritique et la persistance de l'asthme à l'âge scolaire n'est pas significative (respectivement p=0,61 et 0,19).

4. Le remodelage bronchique :

L'asthme persistant est associé à des modifications des parois bronchiques, plus ou moins fixées, rentrant dans le cadre du remodelage bronchique [39]. Ce phénomène est lié à la répétition des processus d'agression et de réparation de l'épithélium bronchique. Pour des raisons éthiques, les études histologiques sont rares chez l'enfant. Ainsi le remodelage bronchique peut être évalué par ses conséquences fonctionnelles qui traduisent une obstruction bronchique résiduelle peu ou pas sensible aux broncho-dilatateurs. Ces conséquences fonctionnelles concerneraient 6 à 7% des asthmes évoluant de l'enfance à l'âge adulte [126]. Le remodelage peut également participer à la physiopathologie de l'HRB non spécifique [39]. Certains facteurs de risque ont été identifiés comme favorisant le phénomène de remodelage : le sexe masculin, un syndrome obstructif sévère ou une forte HRB pendant l'enfance. Ces facteurs sont indépendants et l'allergie n'a pas été considérée comme un facteur de risque [126].

Jusqu'à récemment, le processus de remodelage était considéré comme secondaire à l'inflammation prolongée des voies aériennes. Les arguments histologiques [154] et fonctionnels [127] plaident plutôt pour un début précoce de ce processus. Le phénomène de remodelage serait indépendant de l'âge, de la durée des symptômes et de l'inflammation éosinophilique [39].

5. L'inflammation :

Chez l'enfant asthmatique, les polynucléaires éosinophiles et leurs produits notamment la protéine cationique éosinophile (ECP) sont des marqueurs de l'inflammation bronchique [78]. Pour Villa [197], le taux de l'ECP est un facteur prédictif de l'évolution de l'asthme d'âge préscolaire. Dans cette étude, l'analyse du devenir des enfants asthmatiques âgés de 2 à 4 ans, montre que le taux moyen initial d'ECP était significativement plus élevé chez les enfants dont les symptômes vont persister. Cet auteur suggère que le dosage de l'ECP soit proposé pour le dépistage des enfants justiciables d'une prévention précoce.

6. L'infection :

Les relations entre les infections respiratoires basses, notamment virales, de la première enfance, et l'asthme ont toujours été un sujet de controverses. Les infections ont largement été incriminées dans la genèse de l'asthme ainsi que dans le déclenchement des crises d'un asthme déjà installé. Certaines études se sont intéressées aux infections virales comme facteur prédictif de persistance de l'asthme de l'enfant d'âge préscolaire [101,185,187]. Plusieurs études ont démontré que les infections respiratoires à VRS survenant au cours des premières années de la vie, altèrent les fonctions ventilatoires avec diminution des volumes pulmonaires à l'âge scolaire favorisant ainsi la persistance des symptômes [185,187]. Ces infections à VRS seraient prédictives de la persistance du wheezing pendant la première décade de vie mais pas à 13 ans. Cette action est indépendante de l'atopie [185,207]. En effet, l'association entre les viroses et la persistance de l'asthme n'est pas médiée par une augmentation du risque de sensibilisations [185]. Kurukulaaratchy [101] considère les pneumopathies virales récurrentes des deux premières années de la vie comme l'un des principaux facteurs prédictifs de la persistance de l'asthme à l'âge de 10 ans avec un odds ratio de 1.99 (IC=1,05 - 3,77).

Diverses hypothèses sont avancées pour expliquer cette association. Certaines études [65,185] démontrent que l'infection respiratoire est associée au développement d'une HRB persistante, alors que d'autres menées sur des modèles animaux, démontrent que l'infection à VRS entraîne une augmentation de la contractilité du muscle lisse ; anomalie qui persistera plusieurs années après l'infection virale [29].

Parmi nos patients, 30 ont présenté une à deux bronchiolites au cours des deux premières années de vie. L'analyse statistique ne trouve pas de corrélation entre la survenue de bronchiolite et la persistance ou la disparition des manifestations à l'âge scolaire.

7. La pollution :

Il est bien connu que les expositions à la cuisine à gaz, au chauffage au fuel ou au charbon, et au tabagisme parental représentent des facteurs de risque d'asthme. Dans une étude par questionnaire, ayant porté sur 1868 enfants et adolescents asthmatiques et sur 1165 enfants et adolescents témoins, Bilderling et ses collaborateurs [35] confirment ces données et démontrent que ces facteurs (cuisson, chauffage et tabagisme parental) sont des facteurs de risque de survenue et de persistance de l'asthme à l'adolescence.

Plusieurs études soulignent le rôle du tabagisme passif et particulièrement du tabagisme maternel anténatal dans la persistance de l'asthme chez l'enfant [136]. Sears [172,173] a démontré que le tabagisme passif favorise le développement des sensibilisations aux pneumallergènes ce qui expliquerait la persistance des symptômes chez des enfants génétiquement prédisposés. Dans la cohorte de Tucson, le tabagisme maternel anténatal a été associé aux différents phénotypes de l'asthme et à la persistance de l'asthme à l'âge scolaire (OR=2,3) [135].

Dans notre série, 23% des enfants asthmatiques étaient exposés à un tabagisme paternel. La liaison entre l'exposition au tabagisme parental en postnatal et la persistance de l'asthme à l'âge scolaire n'est pas significative. Par contre, l'analyse de la liaison entre l'absence de tabagisme passif et la disparition de l'asthme ou son amélioration avec gain de deux classes dans la classification, est significative (p=0.036), ce qui signerait que le tabagisme est un facteur de persistance de l'asthme à l'âge scolaire mais la petitesse de notre échantillon n'a pas permis de dégager une forte liaison.

Le tabagisme actif a aussi été considéré comme un facteur de persistance et de rechute de l'asthme à l'adolescence et à l'âge adulte. Le mécanisme serait une diminution de la fonction pulmonaire sans HRB [174]. Il est donc probable que le tabagisme actif et passif, ont chez les asthmatiques, des effets encore plus délétères sur la croissance et le vieillissement pulmonaires. Cependant il est difficile de distinguer les effets du tabagisme de ceux de l'asthme [195]. Dans notre étude, 4 enfants âgés de 15 à 17 ans ont commencé à fumer. Ils ont tous un asthme persistant à l'âge scolaire mais la liaison n'est pas statistiquement significative.

8. La sévérité de la maladie :

La majorité des études démontre que plus l'asthme de l'enfant est sévère et plus il risque de pérenniser. La sévérité de l'asthme a été différemment évaluée, mais les critères de sévérité les plus souvent retenus sont la fréquence des crises d'asthme et les résultats de l'EFR.

Dans un travail portant sur l'asthme de l'enfant, Ulrik [192] démontre que les asthmes avec des symptômes sévères et fréquents, sont associés à une altération de la fonction pulmonaire et à un plus grand risque de persistance à l'âge adulte. Dans l'étude de Melbourne [156], portant sur une cohorte de naissance suivie jusqu'à l'âge de 42 ans, l'analyse de l'évolution des enfants asthmatiques montre que plus les symptômes sont sévères et fréquents au cours des sept premières années plus le risque de voir persister l'asthme à l'âge adulte est grand. En effet, seuls 5% des enfants ayant un asthme sévère ont vu leurs manifestations sifflantes disparaître à l'âge adulte.

Parmi les 88 enfants que nous avons inclus dans notre analyse évolutive, 41 avaient un asthme persistant léger, 34 un asthme persistant modéré et 6 un asthme persistant sévère. A l'âge de 10 ans, la prévalence de ceux qui gardent les symptômes est respectivement de 80,5%, 91,2% et 100%. La sévérité initiale de l'asthme n'apparaît pas comme facteur prédictif de la persistance à l'âge scolaire (p=0,17). La petitesse de l'échantillon associée probablement à un suivi pas trop prolongé, expliqueraient ce résultat.

9. Le traitement :

Instaurer un traitement chez l'enfant asthmatique d'âge préscolaire a deux buts : le premier, commun à tous les asthmes, est le contrôle de la maladie et le deuxième, propre à l'âge préscolaire, est la prévention du remodelage bronchique qui s'installe tôt dans l'enfance. Etant de puissants anti-inflammatoires, les CI représentent la principale arme thérapeutique.

Cependant, l'efficacité de ces molécules dans la prévention des modifications des parois bronchiques associées à l'asthme persistant est mise en doute. En effet, le fait de considérer le remodelage comme un phénomène parallèle et non secondaire à l'inflammation prolongée, expliquerait les résultats contradictoires publiés dans la littérature sur le bénéfice à long terme des CI sur les fonctions respiratoires. La corticothérapie inhalée permet de contrôler efficacement l'inflammation des voies aériennes mais son action paraît insuffisante sur le processus du remodelage bronchique, une fois celui-ci initié [39].

Agertoft et Pedersen [2,3] soulignent clairement qu'une corticothérapie inhalée au long cours permet de normaliser, à long terme, des fonctions respiratoires initialement perturbées, et que l'instauration précoce du traitement est indispensable pour un résultat optimal. En effet, à 18 ans, 99% des enfants traités avaient un VEMS> 80% des valeurs théoriques [3].

L'étude Start [153], récemment publiée, a porté sur 7241 enfants et adultes porteurs d'un asthme léger, et ayant reçu soit du Budésonide soit du placebo, pendant 3 ans. Les résultats montrent que le déclin du VEMS post β2 au cours des 3 années est moindre sous Budésonide que sous placebo. Toutefois le Budésonide n'empêche pas un certain degré de diminution du VEMS post β2 avec le temps, notamment chez l'enfant de 5 à 10 ans, ce qui suggère que la corticothérapie inhalée permet simplement de limiter, plutôt que de réellement prévenir, les phénomènes de remodelage.

Il est bien établi que les CI améliorent de manière spectaculaire la vie de l'asthmatique ainsi que ses paramètres fonctionnels respiratoires mais ils ne modifient pas l'histoire naturelle de la maladie asthmatique. Dans l'étude PEAK, Guilbert [58] démontre qu'un traitement corticoïde inhalé à base de Fluticasone reçu pendant deux ans améliore significativement les enfants de deux à trois ans à haut risque d'asthme (wheezing + API positif) et ce par comparaison au placebo. Les enfants traités ont un intervalle intercritique plus prolongé (93,2% vs 88,4% ; p=0,006) et un recours moins fréquent aux corticoïdes par voie générale lors des exacerbations de la maladie. (57,4% vs 89,4% ; p<0,001). Ces effets bénéfiques s'estompent dans l'année suivant l'arrêt du traitement. Par ailleurs, cette corticothérapie inhalée ne modifie pas l'évolution vers la persistance ou la disparition des manifestations cliniques. Ces résultats ont été confortés par d'autres études [8] : la corticothérapie inhalée ne modifie pas l'histoire naturelle de l'asthme chez l'enfant d'âge préscolaire à haut risque de persistance.

Parmi les 88 enfants que nous avons inclus dans notre étude évolutive, 73 étaient mis sous CI. Neuf d'entre eux (12,3%) ont vu leur asthme disparaître à l'âge de 10 ans et 66 (90%) ont vu leurs manifestations cliniques s'améliorer avec un gain d'au moins une classe dans la classification initiale de la maladie (p=0,3).

D'autres molécules ont vu le jour. Ce sont les antileucotriènes qui sont venus enrichir l'arsenal thérapeutique [120].

Les leucotriènes sont des médiateurs pro-inflammatoires intervenant dans la plupart des phénomènes physiopathologiques de l'asthme bronchique. Leur synthèse et leur libération ne sont pas influencées par les corticoïdes [120].

Les corticoïdes et les anti-leucotriènes ont des effets anti-inflammatoires indépendants et possiblement complémentaires, d'où l'avantage théorique de leur association dans les formes d'asthme les plus graves, pour essayer de mieux contrôler la maladie et éviter les phénomènes de remodelage bronchique et les séquelles futures [120]. Dans notre étude, un seul enfant a bénéficié d'un traitement par les antileucotriènes.

CONCLUSION

L'âge préscolaire semble être une période clé dans l'histoire naturelle de l'asthme de l'enfant. En effet, 80 à 90% des enfants asthmatiques d'âge scolaire débutent leur maladie avant l'âge de 5 ans et l'inflammation et les phénomènes de remodelage bronchique débutent très tôt dans la vie. Cependant, affirmer le diagnostic d'asthme à cet âge est loin d'être aisé. A cet âge, de nombreuses affections peuvent simuler l'asthme et les manifestations sifflantes ne résument pas le tableau clinique. L'asthme d'âge préscolaire a également des particularités évolutives. Le devenir respiratoire de ces enfants est d'actualité. Identifier les facteurs prédictifs de persistance permettra d'adapter les mesures préventives, et d'avoir un discours plus clair avec les parents. A ce jour, il n'a malheureusement pas été établi, à cet âge, de critères prédictifs nets de persistance des symptômes. La revue de la littérature, certes peu abondante, montre que la valeur des différents facteurs de risque est très variable.

Le but de ce travail prospectif est d'étudier les caractéristiques épidémiologiques, cliniques et paracliniques de l'asthme de l'enfant d'âge préscolaire, d'évaluer son devenir à moyen et à long terme et d'identifier les éventuels facteurs prédictifs de persistance de l'asthme à l'âge scolaire. Pour cela, nous avons suivi prospectivement dans le service de Médecine Infantile B de l'Hôpital d'Enfants de Tunis 100 enfants asthmatiques. Ces enfants ont été vus pour la première fois entre janvier 1996 et janvier 2005. Trente huit d'entre eux ont été inclus à l'occasion d'une hospitalisation pour une crise d'asthme et 62 à partir de la consultation de pneumo-allergologie. Trente sept enfants avaient été pris en charge initialement par des pédiatres de ville ou de dispensaire. Chez tous nos malades, le diagnostic d'asthme a été retenu entre l'âge de 2 et 5 ans. Ont été exclus de l'étude les enfants ayant eu un asthme du nourrisson. Tous les enfants ont eu un examen clinique complet, une radiographie du thorax et des tests cutanés allergologiques par la méthode du prick test. Un hémogramme a été demandé chez 52 enfants devant une suspicion clinique d'anémie. Trent sept enfants se sont présentés avec un dosage des IgE sériques totales. Selon la disponibilité, une EFR a été réalisée à l'inclusion (n=20) et /ou au cours du suivi (n=78).

Un suivi prospectif a été assuré jusqu'au mois de janvier 2007.

Nos patients se répartissaient en 59 garçons et 41 filles (sex-ratio =1,4). Vingt trois de nos malades (23%) étaient exposés à un tabagisme passif paternel à la date de l'inclusion dans l'étude. Trente pour cent de nos enfants avaient eu une bronchiolite au cours des deux premières années de vie. Seuls 7 ont été hospitalisés et aucun d'entre eux n'a dû être transféré en réanimation. Six enfants (6%) avaient eu une dermatite atopique.

Des antécédents familiaux d'atopie ont été retrouvés dans 40% des cas. Un parent du premier degré (ascendant et/ou collatéral) était atteint dans 24% de ces cas et plus d'un membre de la famille dans 17 cas (17%). Les antécédents d'atopie étaient maternels dans 9 cas (9%) et paternel dans 11 cas (11%). Les deux parents étaient atopiques dans 3 cas (3%). L'asthme était la manifestation allergique familiale la plus fréquemment rapportée (30%) suivie par la rhinoconjonctivite allergique (15%). Un parent du premier degré était asthmatique dans 16 cas (16%).

L'âge moyen de début des symptômes était de 34,7 + 11,2 mois (extrêmes : 24 et 60 mois). Dans 68% des cas la maladie a débuté entre l'âge de 2 et 3 ans. L'âge moyen du diagnostic était de 44 + 12,9 mois (extrêmes : 24 et 60 mois). Ainsi, le délai moyen entre le début de la symptomatologie et l'établissement du diagnostic était de 9,6 + 11,1 mois (extrêmes : 0,5 et 36 mois).

Des épisodes de dyspnée sifflante ont inauguré le tableau clinique dans 84 cas (84%). La toux a révélé la maladie dans 9 cas (9%) et elle a fait partie du tableau clinique initial dans 63 cas (63%) en association soit avec la dyspnée sifflante (50%) soit avec l'encombrement bronchique permanent (4%). Cette toux était souvent nocturne (32%) ou induite par l'effort (30%). Elle était rarement matinale (4%). Parmi les 16 enfants qui n'ont pas sifflé initialement, 9 étaient tousseurs chroniques, 4 avaient une toux associée à un encombrement bronchique et 3 avaient des pneumopathies à répétition (lobe moyen, lobe inférieur gauche, lobe inférieur droit). Une exacerbation automno-hivernale des symptômes a été notée dans 81% des cas.

A l'inclusion, 61 enfants étaient en crise d'asthme ; 38 d'entre eux étaient hospitalisés. Une déformation thoracique à type de dépression sous mammaire bilatérale a été notée chez 10 enfants (10%). Ces enfants âgés de 3 ans et demi à 5 ans étaient symptomatiques depuis un âge moyen de 32 mois (extrêmes : 24 et 48 mois). Aucun enfant n'avait de dermatite atopique évolutive. La croissance staturopondérale de nos patients était normale dans 95% des cas.

Cinquante six enfants (56%) avaient une radiographie du thorax normale. Une distension thoracique a été retrouvée chez 40 enfants (40%), 38 d'entre eux étaient hospitalisés pour une crise d'asthme. Parmi ces 38 enfants, 3 avaient en plus de la distension, une atélectasie en bande dans 2 cas et un pneumomédiastin dans l'autre cas. Trois enfants avaient un foyer de condensation alvéolaire et un autre avait des signes radiologiques évoquant une dilatation des bronches.

Les tests cutanés ont été réalisés à un âge moyen de 56 + 23 mois (extrêmes : 24 et 144 mois). Soixante seize enfants (76%) ont eu leurs premiers tests cutanés entre l'âge de 2 et 5 ans (moyenne d'âge : 4,4 ans ; extrêmes : 27 et 60 mois). A cet âge, 52 enfants (68,4%) avaient des tests positifs. Les sensibilisations les plus fréquentes étaient celles aux acariens (90%), suivies de celles aux blattes (11,5%), aux 5-graminés (9,6%) et aux poils de chat (7,7%). Trente quatre enfants (44,7%) étaient monosensibilisés : 30 (39,4%) l'étaient aux acariens, 2 aux 5-graminés, un à l'alternaria et un autre aux blattes. Une polysensibilisation (> 3 allergènes) a été notée dans 11 cas (14,5%). L'analyse des résultats des tests cutanés chez nos 100 patients montre que ces tests étaient positifs dans 67% des cas et que les sensibilisations les plus fréquentes restent celles aux acariens (94%), suivies par celles aux blattes (11,9%), aux 5-graminés (7,4%) et aux poils de chat (5,9%).

Vingt enfants ont eu initialement une EFR à visée diagnostique. Huit patients avaient une obstruction bronchique réversible sous β2 mimétiques et 12 n'avaient pas de syndrome obstructif. La recherche d'une HRB non spécifique n'était malheureusement pas faisable dans notre unité.

Parmi les 37 enfants qui ont eu un dosage des IgE sériques totales, 31 (83,8%) avaient un taux élevé par rapport à l'âge, avec un taux moyen de 231,4 + 212 UI/ml (extrêmes : 22 et 1200 UI/ml).

Le taux de polynucléaires éosinophiles, précisé chez 17 enfants, était élevé dans 12 cas. La moyenne de l'éosinophilie sanguine a été de 850 + 795,6 éléments/mm3 (extrêmes : 100 et 3300 éléments/mm3).

La sévérité initiale de la maladie a été jugée sur des critères cliniques et fonctionnels selon la classification du GINA 2004. L'asthme était intermittent dans 7 cas (7%), persistant léger dans 52 cas (52%), persistant modéré dans 35 cas (35%) et persistant sévère dans 6 cas (6%).

Un traitement de fond a été instauré chez 93 enfants. La voie inhalée a été l'option thérapeutique de choix. Initialement, 66 enfants (71%) ont eu une corticothérapie inhalée et 8 ont été mis sous Cromoglycate de sodium. Quand la voie inhalée s'est avérée impossible pour diverses raisons, les enfants (n=19) ont eu de la Théophylline LP. Une immunothérapie spécifique a été indiquée chez 44 enfants, seuls 29 ont pu en bénéficier.

Les 100 enfants asthmatiques inclus dans l'étude ont été suivis régulièrement jusqu'au mois de janvier 2007. Les intervalles de contrôle ont varié de 1 à 6 mois (moyenne : 3,7 + 2,4 mois). Durant le suivi, 38 enfants ont développé des symptômes secondaires. Parmi les 16 enfants qui ont inauguré leur maladie par des équivalents d'asthme, 12 ont développé secondairement des crises de dyspnée sifflante après un délai moyen de 35 mois (extrêmes : 3 et 62 mois). Chez les 4 enfants restants, la toux, associée dans 2 cas à un encombrement bronchique permanent, résumait le tableau clinique de la maladie asthmatique. Vingt deux enfants (22%) ont développé secondairement une rhinite allergique à un âge moyen de 89,8 + 35 mois (extrêmes : 54 et 168 mois).

Soixante dix huit enfants ont bénéficié d'une surveillance fonctionnelle respiratoire. Les contrôles fonctionnels respiratoires étaient multiples dans 49 cas. L'EFR avait pour but d'évaluer la réponse au traitement de fond chez 73 enfants et de surveiller un asthme intermittent chez 5 autres enfants. Parmi les 73 enfants traités, 46 (63%) avaient une EFR normale et 27 (37%) avaient une obstruction bronchique réversible sous $\beta2$ mimétiques. Parmi ces derniers, trois se considéraient comme cliniquement stables. Chez les enfants ayant un asthme intermittent, l'EFR était normale dans 4 cas et elle avait montré une obstruction bronchique réversible sous $\beta2$ mimétiques dans le cas restant.

Au cours du suivi, une deuxième série de tests cutanés a été réalisée chez 53 enfants à un âge moyen de 79 + 11 mois (extrêmes : 48 et 156 mois). Trois enfants, âgés en moyenne de 39 mois lors du premier testing cutané, ont vu leurs tests cutanés se positiver aux acariens après une évolution moyenne de 49mois.Un enfant âgé de 54 mois avait une hyporéactivité cutanée lors de la première série de tests. A l'âge de 72 mois, cet enfant avait des tests cutanés négatifs. Ainsi, au terme du suivi, 70 des 100 enfants inclus (70%) avaient des tests cutanés positifs. Les sensibilisations restent dominées par les acariens (94,2%).

Au cours du suivi, le traitement de fond a été modulé selon l'évolution clinique et les résultats de l'EFR. Parmi les 7 enfants ayant un asthme intermittent, un seul a été secondairement mis sous traitement de fond. Tous les enfants ayant un asthme persistant ont été mis sous traitement de fond. Soixante dix huit enfants (83%) ont eu une corticothérapie inhalée. Les corticoides inhalés ont été associés dans 6 cas aux β2-mimétiques retard et dans un cas aux antileucotriènes. Douze enfants ont été gardés sous Théophylline LP et 4 autres sous Cromoglycate de sodium. Un traitement corticoïde par pulvérisation nasale a été associé chez les 22 enfants qui ont développé secondairement une rhinite allergique.

Au terme du suivi de notre cohorte, 88 enfants avaient un recul > à 24 mois. Cinquante neuf d'entre eux (67%) étaient encore présents à la dernière consultation de janvier 2007, 25 enfants ont arrêté leur suivi 27 mois (extrêmes : 6 et 48 mois) avant la fin de l'étude et 4 autres ont été adressés aux pneumologues d'adulte pour limite d'âge.

Parmi les 100 enfants inclus, quatre patients (4%) ont été perdus de vue et 8 autres avaient un suivi inférieur à 24 mois. Ces douze enfants (12%), ont été éliminés de l'analyse évolutive.

Le recul évolutif moyen des 88 enfants inclus dans l'analyse évolutive était de 83 mois + 9,6 (extrêmes : 24 et 168 mois). Soixante trois enfants (63%) ont eu un long suivi (> 60 mois) avec un recul évolutif moyen de 100,13 mois (extrêmes : 60 et 168 mois) et une moyenne d'âge à la fin de la période d'étude à 144,5 + 60 mois (extrêmes : 60 et 216 mois).

Les 88 enfants ont été subdivisés en deux groupes en fonction de leur devenir :

Un premier groupe constitué de 13 enfants (14,8%) qui sont devenus asymptomatiques, en l'absence de toute médication, au moins 12 mois avant la fin du suivi. Une rémission fonctionnelle respiratoire a été exigée en association à la rémission clinique. L'âge moyen de disparition des signes cliniques a été de 126,46 + 31,54 mois (extrêmes : 94 et 184 mois) avec une durée moyenne d'évolution de la maladie de 81,7 + 34 mois (extrêmes : 36 et 136 mois).

Un deuxième groupe fait de 75 enfants (85,2%) qui ont vu leurs manifestations persister dans l'année ayant précédé la fin du suivi. Ces 75 enfants ont gardé un asthme jugé intermittent dans 28 cas (38%), persistant léger dans 44 cas (58%) et persistant modéré dans 3 cas (4%).

Afin d'identifier les éventuels facteurs prédictifs de la persistance ou de la disparition de l'asthme à l'âge scolaire, nous avons réalisé une étude univariée qui avait pour but de rechercher les relations statistiques entre la disparition ou la persistance des manifestations cliniques à l'âge scolaire et les différents facteurs de risque pris un à un. Cette analyse statistique a montré que :

Les siffleurs persistants avaient un nombre moyen de crises d'asthme (1,63 + 1 crises/mois), de recours aux urgences (0,89 + 0,7 consultations/mois) et d'hospitalisations (1,2 + 1,44 hospitalisations) plus élevés que les siffleurs transitoires (nombres moyens respectifs de 1,27 + 0,8 ; 0,78 + 0,7 et 0,7 + 0,85). La liaison n'est cependant pas significative (p respectifs : 0,23 ; 0,63 et 0,21). La petite taille de notre échantillon pourrait expliquer ce résultat.

Sept parmi les 8 enfants qui avaient une obstruction bronchique à l'EFR initiale et 22 parmi les 24 qui avaient un syndrome obstructif à l'EFR intercritique ont vu leur asthme persister à l'âge scolaire. La différence n'est cependant pas statistiquement significative (p respectifs : 0,61 et 0,19).

La persistance des manifestations sifflantes à l'âge scolaire était plus fréquente dans le groupe des enfants ayant eu un asthme persistant modéré ou sévère par rapport aux enfants ayant eu un asthme intermittent (100% et 91,2% vs 71,4%), mais la faiblesse de l'effectif n'a pas permis de dégager une différence statistiquement significative (p=0,17).

La persistance de l'asthme était plus fréquente dans le groupe des enfants dont la mère est atopique par rapport aux enfants dont les mères sont indemnes (100% vs 83,5%), mais la faiblesse de l'échantillon n'a pas permis de relever une liaison significative (p= 0,58).

Une atopie personnelle (dermatite atopique et/ou tests cutanés positifs) est plus fréquemment associée à la persistance de l'asthme à l'âge scolaire (89,4% vs 72,7%). La relation est cependant à la limite de la significativité (p= 0,08).

La valeur moyenne des IgE sériques totales était plus élevée dans le groupe des enfants asthmatiques qui ont vu leur symptomatologie persister à l'âge scolaire (234,42 + 138,2 UI/mL) par rapport à celle du groupe des enfants devenus asymptomatiques en fin d'étude (134,57 + 86,5 UI/mL). Cette différence est à la limite de la significativité (p= 0,08).

Une liaison statistiquement significative a été relevée entre l'absence d'exposition au tabagisme passif et la disparition ou l'amélioration des manifestations respiratoires sifflantes avec un gain de deux classes dans la classification de la maladie (p=0,036 ; OR= 5,1). C'est dire la nécessité de renforcer la lutte antitabac.

Certains facteurs rapportés dans la littérature comme prédictifs du devenir de l'enfant asthmatique d'âge préscolaire, ne semblent pas intervenir dans cette étude comme le sexe et les antécédents d'infections respiratoires virales. Le recours à la corticothérapie ne semble pas non plus, modifier le cours évolutif de la maladie asthmatique.

Par comparaison aux études publiées qui portent sur des cohortes hétérogènes, notre cohorte est homogène (âge : 2 à 5 ans) et petite ce qui pourrait expliquer nos résultats. Les résultats de ce premier travail tunisien consacré à l'âge préscolaire méritent d'être confirmés par des études multicentriques plus larges. Le pronostic de l'asthme d'âge préscolaire ne parait pas aussi favorable qu'on ne le pensait. L'identification précoce des siffleurs persistants permettrait de mieux cibler les enfants à risque et d'adapter la prise en charge.

REFERENCES

1. Aberg N, Sundell J, Eriksson B, Hesselmar B, Aberg B. Prevalence of allergic diseases in school children in relation to family history, upper respiratory infections, and residential characteristics. Allergy 1996;51232-7.
2. Agertoft L, Pederson S. Effects of long-term treatment with an inhaled corticosteroid on growth and pulmonary function in asthmatic children. Respir Med 1994;88:373-81
3. Agertoft L, Pederson S. Effects of long-term treatment with inhaled budesonide on adult height in children with asthma. N Engl J Med 2000;343:1064-9.
4. Akinbami, Schoendorf KC. Tends in childhood asthma : prevalence, health care utilization, and mortality. Pediatrics 2002 ; 110:315 -22 .
5. Allani N. Corticoïdes inhalés et asthme de l'enfant. Thèse de Doctorat en Médecine, Sousse 2001.
6. Ball TM, Castro –Rodriguez JA, Griffith KA, Holberg CJ, Martinez FD, Wright AL. Siblings, day-care attendance and the risk of asthma and wheezing during childhood. N Engl Med 2000;343:538-43.
7. Bergmann RL, Edenharter G, Bergmann KE et al. Atopic dermatitis in early infancy predicts allergic airway disease at 5 years. Clin Exp Allergy 1998;28:965-70.
8. Bisgaard H, Hermansen MN, Loland L, Halkjaer LB, Buchvald F. Intermittent inhaled corticosteroids in infants with episodic wheezing. N Engl J Med 2006;354:1998-2005.

9. Bornehag CG, Sundell J, Weschler CJ et al. The association between asthma and allergic symptoms in children and phthalates in house dust: a nested case-control study. Environ Health Perspect 2004;112:1393-7.

10. Bouziri A. Le devenir à moyen terme de l'asthme du nourrisson. Etude prospective à propos de 107 cas. Thèse de doctorat en Médecine, Tunis 2000 : n°236.

11. Brémont F. Définition et aspect nosologique de la toux chronique de l'enfant. Arch Pédiatr 2001;8:597-9.

12. Brooke AM, Lambert PC, Burton PR, Clarke C, Luyt DK, Simpson H. The natural history of respiratory symptoms in preschool children. Am J Respir Crit Care Med 1995;152 :1872-8.

13. Brouard J, Arion A, Sfez S, Duhamel JF. Les antileucotriènes et asthme chez l'enfant d'âge préscolaire. Rev Fr Allergol Immunol Clin 2004;44:601-7.

14. Brunetti L, Colazzo D, Francavilla R et al. The role of pulmonary infection in pediatric asthma. Allergy and Asthma Proceedings 2007;28:190-3.

15. Brussee JE, Smit HA, koopman LP et al. Interrupter resistance and wheezing phenotypes at 4 years of age. Am J Respir Crit Care Med 2004;169:209-13.

16. Brussee JE, Smit HA, Van Strien RT et al. Allergen exposure in infancy and the development of sensitization, wheeze and asthma at 4 years. J Allergy Clin Immunol 2005;115:945-52.

17. Brustche MH, Frey U. Pathogenèse et diagnostic de l'asthme. Forum Med suisse 2002;19:455-63

18. Burke W, Fesinmeyer M, Reed K, Hampson L, Carlsten C. Family history as a predictor of asthma risk. Am J Prev Med 2003;24:160-9.

19. Burr ML, Merrett TG, Dunstan FDJ, Maguire MJ. The development of allergy in high –risk children. Clin Exp Allergy 1997;27:1247-53.
20. Burr ML, Wat D, Evans C, Dunstan FDJ, Doull IJM et al. Asthma prevalence 1973,1988 and 2003. Thorax 2006;61:296-9.
21. Burrows B, Sears MR, Flannery E, Herbison GR, Holdaway MD, Silva PA. Relation of the course of bronchial responsiveness from age 9 to age 15 to allergy. Am J Respir Crit Care Med 1995;152:1302-8.
22. Busse WW. Respiratory infections: their role in airway responsiveness and the pathogenesis of asthma. J Allergy Clin Immunol 1990;85:671-83.
23. Callahan KA, Matsui EC, Curtin-Brosnan J et al. Infantile eczema as a predictor of asthma and asthma severity in preschool children. J Allergy Clin Immunol 2006;118:945-7.
24. Cane RS, Ranganathan SC, Mckenzie SA. What do parents of wheezy children understand by"wheeze"? Arch Dis Child 2000;82:327-32.
25. Caneparo B. Bénéfice d'un dépistage précoce de l'asthme chez l'enfant d'âge préscolaire. Thèse de Doctorat en Médecine, Reims 1990:n°44.
26. Castro-Rodriguez JA. A clinical index to define risk of asthma in young children with recurrent wheezing. Am J Respir Crit care Med 2000;162:1403-6
27. Castro-Rodriguez JA. Assessing the risk of asthma in infants and pre-school children. Arch Bronchopneumol 2006; 42:453-6.
28. Chen H, Gould MK, Blanc PD et al. Asthma control, severity, and quality of life: quantifying the effect of uncontrolled disease. J allergy Clin Immunol 2007 (article sous presse).
29. Colasurdo GN, Hemming VG, Prince GA, Loader JA, Graves JP. Human respiratory syncytial virus affects nonadrenergic noncholinergic inhibition in cotton rat airways . Am J Physiol 1995;268:1006-11.

30. Cole Johnson C, Ownby DR, Havstad SL, Peterson EL. Family history dust mite exposure in early childhood, and risk for pediatric atopy and asthma. J Allergy Clin Immunol 2004;114:105-10.
31. Copenhaver CC, Gern JE, Li Z et al. Cytokine response patterns, exposure to viruses and respiratory infections in the first year of life. Am J Respir Care Med 2004;170:175-80.
32. Corrao WM. Chronic cough: an approach to management. Compr Ther 1986;12:14-9.
33. Csonka P, Kaila M, Laippala P, Kuusela AL, Ashorn P. Wheezing in early life and asthma at school age: predictors of symptom persistence. Pediatr Allergy Immunol 2000;11:225-9.
34. Cullinan P, MacNeill SJ, Harris JM et al. Early allergen exposure, Skin prick responses, and atopic wheeze at age 5 in English children: a cohort study. Thorax 2004;59:855-61.
35. De Bilderling G, Chauhan AJ, Jeffs JAR et al. Gas cooking and smoking habits and the risk of childhood and adolescent wheeze. Am J Epidemiol 2005;162:513-22.
36. Delacourt C, Benoist MR, Waernessickle S et al. Devenir des nourrissons asthmatiques : résultats de la cohorte des enfants malades à 9 ans. Rev Fr Allergol Immunol Clin 2005;45:530-2.
37. Delacourt C. Labbe D, Vassault A, Brunet-Langot D, de Blic J, Scheinman P. Sensitisation to inhalant allergens in wheezing infants is predictive of the development of infantile asthma. Allergy 1994;49:843-7.
38. Delacourt C. L'enfant siffleur de zéro à trois ans : Place de l'enquête allergologique. Rev Fr Allergol Immunol 2002 ;42 :267-70.
39. Delacourt C. Place de la corticothérapie inhalée dans la prévention du remodelage bronchique. Controverse : contre Rev Fr Allergol Immunol Clin 2003 ;43 :442-5.

40. Demoly P, Bousquet J. The relation between asthma and allergic rhinitis. Lancet 2006 ;368:711-3.
41. Demoly P, Godard P, Bousquet J. Une synthèse sur l'épidémiologie de l'asthme Revue Fr Allergol Immunol Clin 2005;45:464-75.
42. Devereux G, Seaton A. Diet as a risk factor for atopy and asthma. J Allergy Clin Immunol 2005;115:1109-17.
43. Dodge R, Martinez FD, Cline MG, Lebowitz MD, Burrows B. Early childhood respiratory symptoms and the subsequent diagnosis of asthma. J Allergy Clin Immunol 1996;98:48-54.
44. Dold S, Wjst M, von Mutius E, Reitmeier P, Stiepel E. Genetic risk for asthma allergic rhinitis and atopic dermatitis. Arhc Dis Child 1992;67:1018-22.
45. Dutau G. Asthme du nourrisson et du jeune enfant : définition et épidémiologie. Arch Pédiatr 2002;9:144-9.
46. Dutau G. Dépistage de l'allergie. Médecine et enfance 1995;363:5-12.
47. Dutau G. L'asthme de l'enfant. Paris : Glaxo-welcome 1995.
48. Fogarty A, BrittonJ. The role of diet in the aetiology of asthma. Clin Exp Allergy 2000;30:615-27.
49. Galassi C, De Sario M, Biggeri A et al. Changes in prevalence of asthma and allergies among children and adolescents in Italy : 1994 -2002. Pediatrics 2006;117:34-42.
50. Gern JE, Rosenthal LA, Sorkness RL, Lemanske RF. Effects of viral respiratory infections on lung development and childhood asthma. J Allergy Clin Immunol 2005;115:668-74.
51. Gerritsen J, Koter GH, Postma DS, Schouten JP, Knol K. Prognosis of asthma from childhood to adulthood. Am Rev Respir Dis 1989;140:1325-30.
52. Gold DR, Burge HA, Carey V, Milton DK, Platts Mills T, Weiss ST. Predictors of repeated wheeze in the first year of life : the relative role of

cockroach, birth Weight, acute lower respiratory illness, and maternal smoking. Am J Respir Crit Care Med 1999;160:227-36.
53. Götz M. Asthme de deux à cinq ans : une période clé. Rev Fr Allergol Immunol Clin 2006;46:560-5.
54. Graham LM. Preschool wheeze prognosis: how do we predict outcome. Paediatr Respirat Rev 2006;7:115-6.
55. Greisner W; Settipane R. Settipane G. Co-existence of asthma and allergic rhinitis/A23-yrs follow-up study of college students. Allergy Asthma Proc 1998;19:185-8.
56. Guerra S, Sherril D, Martinez F, Barbee R. Rhinitis as an independent risk factor for adult-onset asthma. J Allergy Clin Immunol 2002;109:419-25.
57. Guilbert TW, Morgan WJ, Zeiger RS et al. Atopic characteristics of children with recurrent wheezing at high risk for the development of childhood asthma. J Allergy Clin Immunol 2004;114:1282-7.
58. Guilbert TW, Morgan WJ, Zeiger RS et al. Long-term inhaled corticosteroids in preschool children at high risk for asthma. N Engl J Med 2006;354:1985-97.
59. Guilbert G, Guillet MH. Natural history of sensitisations in atopic dermatitis. Arch Dermatol 1992;128:187-92.

60. Gustafsson D, Sjoberg O, Foucard T. Development of allergies and asthma in infants and young children with atopic dermatitis : a prospective follow-up to 7 years of age. Allergy 2005;55:240-5.
61. Hagrehed-Engman L, Bornehag CG, Sundell J, Aberg N. Day-care attendance and increased risk for respiratory and allergic symptoms in preschool age. Allergy 2006; 61:447-53.
62. Halken S. Early sensitisation and development of allergic airway disease. Risk factors and predictors. Paediatr Respir Rev 2003;4:128-34.

63. Hamouda S, Scheinmann P, de Blic J. Diagnostic et fréquence de la rhinite allergique chez l'enfant asthmatique. Rev Fr Allergol Immunol Clin 2006;46:584-7.
64. Heizmann A, Deichmann KA. Genes for atopy and asthma. Curr Opin Allergy Clin Immunol 2001;1:387-92.
65. Henderson FW, Stewart PW, Burchinal MR et al. Respiratory allergy and the relationship between early childhood lower respiratory illness and subsequent lung function. Am Rev Respir Dis 1992;145:283-90.
66. Herbarth O, Fritz GJ, Behler JC et al. Epidemiologic risk analysis of environmentally attributed exposure on airway diseases and allergies in children. Cent Eur J pub Heath 1999;7:72-6.
67. Hermann C, Westergaard T, Pedersen BV, Wohlfahrt J, Host A, Melbye M. A comparison of risk factors for wheeze and recurrent cough in preschool children. Am J Epidemiol 2005;162:345-50.
68. Hess J, de Jongste JC. Epidemiological aspects of paediatric asthma. Clin Exp Allergy 2004;34:680-5.
69. Holberg CJ, Elston RC, Halonen M et al. Segregation analysis of physician-diagnosed asthma in Hispanic and non Hispanic white families. A recessive component? Am J Respir Crit Care Med 1996;154:144-50.
70. Hsairi M, Maalej M, Achour N et al. Effets respiratoires de la pollution atmosphérique dans deux quartiers populaires du grand Tunis. Enquête en milieu scolaire. La Tunisie Médicale 1996;74:119-24.
71. Huang LS, Hsieh KH, Chen JH. Development of serum IgE and house dust-specific IgE antibodies in normal Chinese from birth to adult and its clinical usefulness in the diagnosis and treatment of childhood asthma. Chin J Microbiol Immunol 1982;15:23-9.
72. Huovinen E, Kaprio J, Leitinen L, Koskenvuo M. Incidence and prevalence of asthma among adult Finnish men and women of the Finnish

twin cohort from 1975 to 1990 , and their relation to hay fever and chronic bronchitis. Chest 1999;115:928-36.

73. Illi S, Von Mutius E, Lau S et al. The natural course of atopic dermatitis from birth to age 7 years and the association with asthma. J Allergy clim Immunol 2004,113:925-31.

74. Illi S, Von Mutius E, Lau S et al. The pattern of atopic sensitisation is associated with the development of asthma in childhood. J Allergy Clim Immunol 2001,108:709-14.

75. Illi S, Von Mutius E, Lau S, Niggemann B et al. Perennial allergen sensisation early in life and chronic asthma in children : a birth cohort study. Lancet 2006;368:763-70.

76. Jartti T, Lehtinen P, Vuorinen T et al. Respiratory picornaviruses and respiratory syncytial virus as causative agents of acute expiratory wheezing in children. Emerg Infect Dis 2004:10:1095-101.

77. Joo S, Wood RA, Cotton Matsui E et al. Atopy as a risk factor for asthma severity. J Allergy Clim Immunol 2002,109:50.

78. Joseph-Bowen J, de klerk N, Holt PG, Sly PD. Relationship of asthma, atopy, and bronchial responsiveness to serum eosinophil cationic protein in early childhood. J Allergy Clim Immunol 2004;114:1040-5.

79. Juchet A, Chabbert-Broué A, Piot M. Données actuelles sur l'asthme de l'enfant et l'environnement. Rev Fr Allergol Immunol Clim 2002;42:402-9.

80. Juhn Yj, Weaver A, katusic S, Yunginger J. Mode of delivery at birth and development of asthma : a population based cohort study. J allergy clim immunol 2005;116:510-6.

81. Jurado D, Munoz C, De Dais Luna J, Munos-Hoyos A. Is maternal smoking more determinant than paternal smoking on the respiratory symptoms of young children? Respir Med 2005;99:1138-44.

82. Just J, Grimfeld A. Histoire naturelle de l'allergie chez le nourrisson et l'enfant asthmatique. Rev Mal Resp 1995;12:320-1.
83. Kalantar–Zadeh K, Lee GH, Block G. Relationship between dietary antioxidants and childhood asthma : more epidemiological studies are needed. Medical hypotheses 2004;62:280-90.
84. Kaleyias J, Pappaionnou D, Manoussakis M, Syrigou E, Tapratzi P, Saxoni- Papageorgious P. Skin-pick test findings in atopic asthmatic children : a follow–up study from children to puberty. Pediatr Allergy Immunol 2002;13:368-74.
85. Karila C. Tests cutanés allergologiques. Nourrisson et jeune enfant asthmatiques. Arch Pédiatr 2002;9:338-43.
86. Karmaus W, Arshad H, Mattes J. Does the sibling effect have its origin in utero? Investigating birth order, cord blood immunoglobulin E concentration, and allergic sensitisation at age 4 years. Am J Epidemiol 2001;154:909-15.
87. Kattan M. Epidemiologic evidence of increased airway reactivity in children with a history of bronchiolitis. J Pediatr 1999:135:58-113.
88. Klug B, Bisgaard J. Lung function and short-term outcome in asthmatic children. Eur Respir J 1999;124:1185-9.
89. Koeppen–Schomerus G, Stevenson J, Plomin R, Genes and environment in asthma: a study of 4 year old twins. Arch Dis Child 2001;85: 398-400.
90. Korppi M, Reijonen TM, Poysa L, Jutunen–Backman K. A 2 to 3 year outcome after bronchiolitis. Am J Dis Child 1993,147:628-31.
91. Kotaniemi-Syrjanen A, Vainiopaa R, Reijonen TM, Waris M, korhonen K, korppi M. Rhinovirus–induced wheezing in infancy. The first sign of childhood asthma? J Allergy Clim Immunol 2003:111:66-71.

92. Kovac K, Dodig S, Tjesic–Drinkovic D, Raos M. Correlation between asthma severity and serum IgE in asthmatic children sensitised to dermatophagoides pternoyssinus. Arch Med Research 2007;38:99-105.
93. Kramer U, Heinrich J, Wjst M, Wichman HE. Age of entry to day nursery and allergy in later childhood. Lancet 1999;353:450-4.
94. Kuehni CE, Davis A, Brooke AM, Silverman M. Are all wheezing disorders in very young (preschool) children increasing in prevalence ? Lancet 2001;357:1821-5.
95. Kuehni CE, Frey U. Age related differences in perceived asthma control in childhood : guidelines and reality. Eur Respir J 2002;20:880-9.
96. Kuehr J, Frischer T, Meinert A et al. Sensitisation to mite allergens is a risk factor for early and late onset of asthma and for persistence of asthmatic signs in children. J Allergy Clim Immunol 1995;95:655-62.
97. Kuehr J, Frishcher T, Meinert R, Barth R. Mite allergen exposure is a risk factor for the incidence of specific sensitisation. J Allergy Clim Immunol 1994;94:44-52.
98. Kuehr J, karmaus W, Frischer T et al. Longitudinal variability of skin prick test results. Clin Exp Allergy 1992;22:839-44.
99. Kulig M, Bergmann R, klettke U, Wahn V, Tacke U, Wahn U. Natural course of sensitisation to food and inhalant allergens during the first 6 years of life. J Allergy Clin Immunol 1999;103:1173-9.
100. Kulig M, Luck W, Lau S et al. Effect of pre- and postnatal tobacco smoke exposure on specific sensitisation to food and inhalant allergens during the first 3 years of life.
Multicenter allergy study group Germany. Allergy 1999;54:220-8.
101. Kurukulaaratchy RJ, Matthews S, Holgate ST, Arshad SH. Predicting persistent disease among children who wheeze early during early life. Eur Respir J 2003;22:767-71.

102. Laan MP, Baert MR, Bijl AM et al. Markers for early sensitisation and inflammation in relation to clinical manifestations of atopic disease up to 2 years of age in 133 high risk children. Clin Exp Allergy 2000;30:944-53.

103. Labbè D, Vassault A, Phung HT et al. Dosage des IgE spécifiques dans le cadre de l'allergie respiratoire en pédiatrie. Immnunal Biol Spec 1994;30:43-50.

104. Laing I, Riedel F, Yap PL, Simpson H. Atopy predisposing to acute bronchiolitis during an epidemic of respiratory syncytial virus. Br Med J 1982;284:1070-2.

105. Lau S, Illi S, Sommerfeld C et al. Early exposure to house-dust mite and cat allergens and development of childhood asthma : a cohort study. Lancet 2000; 356:1392-7.

106. Lazzaro T, Hogg G, Barnett P. Respiratory syncytial virus infection and recurrent wheeze/asthma in children under five years : an epidemiological survey. J Pediatr Child Health 2007;43:29-33.

107. Le Louarn A, Haan MC, Donato L. L'asthme chez les enfants scolarisés en grande section d'école maternelle en Alsace en 1998 : prévalence et prise en charge médicale. Arch Ped 2002;9:1017-24.

108. Lehingue Y, Fassio F, Momas I, Daures JP. Surveillance épidémiologique des enfants des écoles maternelles de l'Hérault lors des bilans de santé de service de protection maternelle et infantile. Rev Epidemiol Santé Publ 1992 ;40:25-32.

109. Lemanske RF, Jackson DJ, Gangon RE et al. Rhinovirus illnesses during infancy predict subsequent childhood wheezing. J Allergy Clin Immunol 2005;116:571-7.

110. Lemanske RF. Virsuses and asthma : inception, excerbation and the possible prevention. J Pediatr 2003;142:3-7.

111. LeSon S, Gershwin ME. Risk factors for asthmatic patient requiring intubation. Observations in children. J Asthma 1995;32:285-94.

112. Leynaert B, Bousquet J, Neukrich C, Liard R, Neukrich F. Perennial rhinitis : an independent risk factor for asthma in nonatopic subjects : results from the European Community Respiratory Health Survey. J Allergy Clin Immunol 1999;104:301-4.

113. Leynaert B, Neukrich F, Demoly P, Bousquet J. Epidemiologic evidence for asthma and rhinitis comorbidity. J Allergy Clin Immunol 2000;106:201-5.

114. Lindfors A, Van Hage–Hamsten, Rietz H, Wichman M, Nordvall L. Influence of interaction of environmental risk factors and sensitisation in young asthmatic children. J Allergy Clin Immunol 1999;194:755-62.

115. Litonjua AA, Carey VJ , Burge HA, Weiss ST, Gold DR. Parental history and the risk for childhood asthma. Does mother confer more risk than father? Am J Respir Crit Care Med 1998;158:176-81.

116. Lodrup Carlsen KC, Carsen KH. Effects of maternal and early tobacco exposure on the development of asthma and airway hyperreactivity. Curr Opin Allergy clin Immunol 2001;1:139-43.

117. Loftus BG, Price JF. Clinical and immunological characteristics of pre-school asthma. Clinical Allergy 1986;16:251-7.

118. London SJ, Gauderman WJ, Avol E, Rappaport EB, Peters J. Family history and the risk of early-onset persistent, early-onset transient, and late-onset asthma. Epidemiology 2001;12:577-83.

119. Long CE, McBride JT, Halla CB. Sequelae of respiratory Syncytial virus infections : a role for intervention studies Am J Respir Crit Care Med 1995;151:1678-81.

120. Lopez dos Santos JM. Rôle du montelukast dans le traitement de l'asthme de l'enfant en âge préscolaire. Réflexions sur l'étude PREVIA. Rev Fr Immunol Allergol Clin 2005;45:538-41.

121. Lowe LA, Simpson A, Woodcock A et al. Wheeze phenotypes and lung function in preschool children. Am J Respir Crit Care Med 2005;171:231-7.

122. Ly NP, Gold DR, Weiss ST, Celedon JC. Recurrent wheeze in early childhood and asthma among children at risk for atopy. Pediatrics 2006;117:1132-8.

123. Magnan A. La place de l'éosinophile dans la pathologie de l'atopique. Médecine Tropicale 1998;58:444-6.

124. Marbury MC, Maldonado G, Waller L. Lower respiratory illness, recurrent wheezing, and day care attendance. Am J Respir Crit Care Med 1997;155:156-61.

125. Marcouire M, Ruffié M, Augier D, Dutau G. Enquête épidémiologique sur l'asthme et les allergies chez les enfants de 3-4 ans en Haute–Garonne. Sem Hôp Paris 1998;74: 635-42.

126. Marguet C. Place de la corticothérapie inhalée dans la prévention du remodelage bronchique. Controverse : pour Rev Fr Allergol Immunol Clin 2003;43:437-41.

127. Martinez FD, Wright AL, Taussig LM, Holberg CJ, Halonen M, Morgan WJ. Asthma and wheezing in the first six years of life. N Engl Med 1995;332:133-8.

128. Martinez FD. Maturation of immune responses at the beginning of asthma. J Allergy Clin Immunol 1999;103:355-61.

129. Mattes J, Karmaus W, Moseler M, Frisher T, kuehr J. Accumulation of atopic disorders within families : a sibling effect only in the offspring of atopic fathers. Clin Exp Allergy 1998;23:1480-6.

130. Mazon Ramos A, Carretero Saez J, Sancho Moroder S, Cortes Fabregat I, Casanova Matutano C. Eosinophilia and total serum IgE as predictors of sensitisation to common allergens in children with asthma. Acta Pediatrica Espanola 2003;61:126-30.

131. MC Bride JT. Pulmonary function changes in children after respiratory syncytial virus infection in infancy. J Pediatr 1999;135:528-32.

132. McGill KA, Sorkness CA, Ferguson-Page C et al. Asthma in non-inner city head start children. Pediatrics 1998;102:77-83.

133. Melen E, Wickman M, Nordvall S, Van Hage-Hamsten M, Lindfors A. Influence of early and current environmental exposure factors on sensitization and outcome of asthma. Allergy 2001;56:646-52.

134. Morgan WJ. Histoire naturelle de l'asthme de l'enfant. Une revue du Tucson children's respiratory study. Rev Fr Allegol Immunol Clin 2000;40:677-82.

135. Morgan WJ, Stern DA, Sherril DL et al. Outcome of asthma and wheezing in the first 6 years of life. Am J Respir Crit Care Med 2005;172:1253-8.

136. Moshammar H, Hoek G, Luttman–Gibson H et al. Parental smoking and lung function in children : an international study. Am J Respir Crit Care Med 2006;173:1255-63.

137. Murray M, Webb MSC, O'callaghan C, Swarbrick AS, Milner AD. Respiratory status and allergy after bronchiolitis. Arch Dis Child 1992:67:482-7.

138. Nafstad P, Hagen JA, Qie L, Magnus P, Jaakkola JJK. Day care centers and respiratory health. Pediatrics 1999;103:753-8.

139. Naqvi MBA, Choudhry S, Tsai HJ et al. Association between IgE levels and asthma severity among african, american, mexican and puerto rican patients with asthma. J Allergy Clin Immunol 2007(article sous presse).

140. National asthma campain. Asthma J 2001;6:3-14.

141. Nelson HS, Szefler SJ, Jacobs J, Huss K, Shapiro G, Sternberg AL. The relationships among environmental allergen sensitisation, allergen exposure, pulmonary function and bronchial hyperresponsiveness in the childhood asthma management program. J Allergy Clin Immunol 1999;104:775-85.

142. Ng Man kwong G, Proctor A, Billings C et al. Increasing prevalence of asthma diagnosis and symtoms in children is confined to mild symptoms. Thorax 2001;56:312-4.

143. Nickel R, Kulig M, Forster J et al. Sensitisation to hen's egg at the age of twelve months is predictive for allergic sensitisation to common indoor and outdoor allergens at the age of three years . J Allergy Clin Immunol 1997;99:613-7.

144. Nielsen KG, Bisgaard H. Cold air challenge and specific airway resistance in preschool children. Peadiatr Respir Rev 2005;6:255-66.

145. Nja F, Nystad W, Hetlevick O, Lodrup Carlsen KC, Carlsen KH. Airway infections in infancy and the presence of allergy and asthma in school age children. Arch Dis Child 2003;88:566-9.

146. Oddy WH, Peat JK, de Klerk NH. Maternal asthma, infant feeding, and the risk of asthma in childhood. J Allergy Clin Immunol 2002;110:65-7.

147. Ohshima Y, Yamada A, Hiraoka M et al. Early sensitisation to house dust mite is a major risk factor for subsequent development of bronchial asthma in Japanese infants with atopic dermatitis : results of a 4-year follow-up study. Ann Allergy Asthma Immunol 2002;89:265-70.

148. Park ES, Golding J, Carswell F, Stewart-Brown S. Arch Dis Child 1986;61:642-6.

149. Patino CM, Martinez FD. Interaction between genes and environment in the development of asthma. Allergy 2001;56:279-86.

150. Pattemore PK, Holgate ST. Bronchial hyperresponsiveness and its relationship to asthma in childhood. Clin Exp Allergy 1993;23:886-900.

151. Paty E, Scheinmann P. Tests cutanés allergologiques. Dans : De Blick J, Scheinmann P. Progrès en Pédiatre 12 : l'asthme. Paris : Doin 1995 :171-80

152. Paupe J. Tests biologiques. Dans : De Blick J, Scheinmann P. Progrès en Pédiatre 12 : l'asthme. Paris : Doin 1995 :181-9

153. Pauwels RA, Pederson S, Busse WW et al. Early intervention with budesonide in mild persistent asthma : a randomised, double-blind trial. Lancet 2003;361:1071-6.

154. Payne DN, Rogers AV, Adelroth E et al. Early thickening of the reticular basement membrane in children with difficult asthma. Am J Respir Crit Care Med 2003;167:78-82.

155. Peroni DG, Piacentini GL, Alfonsi L et al. Rhinitis in pre-school children : prevalence, association with allergic diseases and risk factors. Clin Exp Allergy 2003; 33:1349-54.

156. Phelan DP, Robertson CF, Olinsky A. The Melbourne asthma study : 1964-1999. J Allergy Clin Immunol 2002;109:189-94.

157. Ponvert C. Quoi de neuf en allergologie pédiatrique en 2005 ? Partie 2. Allergie respiratoire : épidémiologie (une revue de la littérature internationale d'octobre 2004 à octobre 2005). Rev Fr Allergol Immunol Clin 2006;46:436-46.

158. Prescott SL, Macaubas C, Smallacombe T, Holt BJ, Sly PD, Holt PG. Development of allergen-specific T-cell memory in atopic and normal children. Lancet 1999 ; 353:196-200.

159. Priftis K, Panagiotopoulou-Gartagani P, Tapratzi-Potamianou P, Zachariadi-Xypolita A, Sagriotis A, Saxoni-Papegeorgiou P. Hospitalisations

for childhood asthma in Athens, Greece, from 1978 to 2000. Pediatr Allergy Immunol 2005;16:82-5.

160. Raherison C, Pénard-Morand C, Moreau D et al. In utero and childhood exposure to parental tobacco smoke, and allergies in schoolchildren. Respiratory Medecine 2007; 101:107-17.

161. Reijonen TM, Kotaniemi-Syrjanen A, Korhonen K, Kroppi M. Predictors of asthma three years after hospital admission for wheezing in infancy. Pediatrics 2000; 106:1406-12.

162. Rhodes HL, Thomas P, Sporik R, Holgate ST, Cogswell JJ. A birth cohort study of subjects at risk of atopy : twenty-two-year follow-up of wheeze and atopic status. Am J Respir Crit Care Med 2002;165:176-80.

163. Ronchetti R, Villa MP, Barrelo M et al. Is the increase in childhood asthma coming to an end? Findings from three surveys of shoolchildren in Roma, Italy. Eur Respir J 2001;17:881-6.

164. Roorda RJ, Gerritsen J, Van Aalderen WMC et al. Risk factors for the persistence of respiratory symptoms in childhood asthma. Am Rev Respir Dis 1993;148:1490-5.

165. Roorda RJ, Gerritsen J, Van Aalderen WMC, Knol K. Influence of a positive family history and associated allergic diseases in the natural course of asthma. Clin Exp Allergy 1992;22:627-34.

166. Roux P, Smit M, Weinberg EG, Seasonal and recurrent intensive care unit admissions for acute severe asthma in children. S Afr Med J 1993;83:177-9.

167. Rusconi F, Galassi C, Corbo GM et al. Risk factors for early, persistent and late-onset wheezing in young children. Am J Respir Crit Care Med 1999;160:1617-22.

168. Sadeghnejad A, Karmaus W, Davis S, Matthews S, Arshad SH. Raised cord serum immunoglobulin E increases the Risk of allergic

sensitisation at ages 4 and 10 and asthma at age 10. Thorax 2004;59:936-42.

169. Saito S. Cytokine netword at the feto-maternal interface. J Reprod Immunol 2004; 47:87-103.

170. Sarpong SB, Karrison T. Sensitisation to indoor allergens and the risk for asthma hospitalisation in children. Allergy Asthma Immunol 1997;79:455-9.

171. Sarpong SB, Karrison T. Skin test reactivity to indoor allergens as a marker of asthma severity in children with asthma. Ann Allergy Asthma Immunol 1998;80:303-8.

172. Sears MR, Green JM, Willan AR et al. Long-term relation between breastfeeding and development of atopy and asthma in children and young adults: a longitudinal study. Lancet 2002;360:901-7.

173. Sears MR, Green JM, Willan AR et al. A longitudinal, population-based, cohort study of children asthma followed to adulthood. N Engl J Med 2003;349:1414-22.

174. Sears MR. Evolution of asthma through childhood. Clin Exp Allergy 1998;28:82-9.

175. Sekerel BE, Civelek E, Karabulut E, Yildirim S, Tuncer A, Adalioglu G. Are risk factors of childhood asthma predicting disease persistence in early adulthood different in the developing world? Allergy 2006;61:869-77.

176. Sennhauser FH, Braun-Fahrlander C, Wildhaber JH. The burden of asthma in children: a European perspective. Paediatr Respirat Rev 2005;6:2-7.

177. Sherill DL, Stein R, Halonen M et al. Total serum IgE and its association with asthma symptoms and allergic sensitisation among children. J Allergy Clin Immunol 1999;104:28-36.

178. Sherriff A, Farrow A, Golding J, Henderson J. Frequent use of chemical household products is associated with persistent wheezing in preschool age children. Thorax 2005;60:45-9.

179. Sigurs N, Bjarnason R, Sigurbergsson F, Kjellman B. Bjorksten B. Asthma and immunoglobulin E antibodies after respiratory syncytial virus bronchiolitis : a prospective cohort study with Matched controls. Pediatrics 1995;95:500-5.

180. Sigurs N, Bjarnason R, Sigurbergsson F, Kjellman B. Respiratory syncytial virus bronchiolitis in infancy is an important risk factor for asthma and allergy at age 7. J Respir Crit Care Med 2000;161:1501-7.

181. Siret D, Paruit C, David V, Louver S. Intérêt des épreuves fonctionnelles respiratoires systématiques dans l'évaluation de l'asthme chez l'enfant de trois à cinq ans. Arch Pediatr 2002;9:478-88.

182. Siroux V, Oryszczyn MP, Paty E et al. Relationships of allergic sensitisation, total immunoglobulin E and blood eosinophils to asthma severity in children of the EGEA study. Clin Exp Allergy 2003;33:746-51.

183. Sporik R, Holgate ST, Platts-Mills TA, Cogswell JJ. Exposure to house-dust mite allergen (der p I) and the development of asthma in childhood. A prospective study. N Engl J Med 1990;323:502-7.

184. Stein RT, Holberg C, Sherrill D et al. Influence of parental smoking on respiratory symptoms during the first decade of life : the Tucson children's respiratory study. Am J Epidemiol 1999 ; 149 : 1030-7.

185. Stein RT, Sherrill D, Morgan WJ et al. Respiratory syncytial virus in early life and risk of wheeze and allergy by age 13 years. Lancet 1999;354:541-5.

186. Strachan DP. Family size, infection and atopy : the first decade of the « hygiene hypothesis ». Thorax 2000;55:2-10.

187. Strope GL, Stewart PW, Henderson FW, Ivins SS, Stedman HC, Henry MN. Lung function in school-age children who had mild lower respiratory illness in early childhood. Am Rev Respir Dis 1991;144:655-62.

188. Strunk RC. Defining asthma in the preschool-age child. Pediatrics 2002;109:357-61.

189. Tabachnik E, Levison H. Infantile bronchial asthma. J Allergy Clin Immunol 1981; 67:339-47.

190. Tariq SM, Matthews SM, Hakim EA, Arshad SH. Egg allergy in infancy predicts respiratory allergic disease by 4 years of age. Pediatr Allergy Immunol 2000;11:162-7.

191. Turner SW, Palmer LJ, Rye PJ et al. The relationship between infant airway function, childhood airway responsiveness, and asthma. Am J Respir Crit Care Med 2004;169:921-7.

192. Ulrik CS. Outcome of asthma : longitudinal changes in lung function. Eur Respir J 1999;13:904-18.

193. Van Asperen PP, Mukhi A. Role of atopy in the natural history of wheeze and bronchial hyper-responsiveness in childhood. Pediatr Allergy Immunol 1994;5:178-83.

194. Van Asperen PP. Cough and asthma. Pediatr Respir Rev 2006;7:26-30.

195. Van Bever HP. Asthme de l'enfant : évaluation critique des facteurs de pronostic. Rev Fr Allergol Immunol Clin 2000;40:683-8.

196. Vargas MH, Diaz-Mejia GS, Furuya MEY, Salas J, Lugo A. Trends of asthma in Mexico : an 11-year analysis in a nationwide institution. Chest 2004;125:1993-7.

197. Villa JR, Garcia G, Rueda S, Nogales A. Serum eosinophilic cationic protein may predict clinical course of wheezing in young children. Arch Dis Child 1998;78:448-52.

198. Von Mutius E, Illi S, Hirsch T et al. Frequency of infections and risk of asthma atopy and airway hyper-responsiveness in children. Eur Respir 1999;14:4-11.

199. Von Mutius E, Marinez FD, Fritzsch C, Nicolai T, Roell G, Thiemann HH. Prevalence of asthma and atopy in two areas of west and East Germany. Am J Respir Crit Care Med 1994;149:358-64.

200. Von Mutius E. Peut-on modifier l'histoire naturelle de l'asthme ? Rev Fr Allergol Immunol Clin 2000;40:689-94.

201. Wahn U, Lau S, Bergmann R. Indoor allergen exposure is a risk factor for sensitisation during the first three years of life. J Allergy Clin Immunol 1997;99:763-9.

202. Wahn U, Von Mutius E, Lau S, Nickel R. The development of atopic phenotypes : genetic and environmental determinants. Nestlé Nutrition workshop series. Paediatric programme 2007;59:1-11.

203. Wang XS, Tan TN, Shek LPC et al. The prevalence of asthma and allergies in Singapore; data from two ISAAC surveys seven years apart. Arch Dis Child 2004; 89:423-6.

204. Weiss ST, Tosteson TD, Segal MR, Tager IB, Redline S, Speizer FE. Effects of asthma on pulmonary function in children : a longitudinal population-based study. Am Rev Respirat Dis 1992;145:58-64.

205. Weiss ST. Environmental risk factors in childhood asthma. Clin Exp Allergy 1998; 28:29-34.

206. Weissman DN. Epidemiology of asthma. Severity Matters. Chest 2002;121:6-8.

207. Welliver CR, Duffy L. The relationship of RSV-specific immunoglobulin E antibody responses in infancy, recurrent wheezing and pulmonary dysfunction at age 7-8 years. Pediatr Pulmonol 1993;15:19-27.

208. Wennergren G, Kristjansson S, Strannegard IL. Decrease in hospitalization for treatment of childhood asthma with increased use of anti-inflammatory treatment, despite an increase in the prevalence of asthma. J Allergy Clin Immunol 1996;97:742-8.

209. Werner A, Ramlau-Hansen CH, Jeppesen SK, Thulstrup AM, Olsen J. Caesarean delivery and risk of developing asthma in the offspring. Acta Paediatr Intern J Peadiatr 2007;96:595-6.

210. Willers SM, Brunekreef B, Oldenwening M et al. Gas cooking, kitchen ventilation, and asthma, allergic symptoms and sensitisation in young children – The PIAMA study. Allergy 2006;61:563-8.

211. Wong GWK, Leung TF, Liu EKH, Fok TF. Asthma and allergies in preschool children : prevalence and risk factors. J Allergy Clin Immunol 2006;118:105-10.

212. Wong TW, Yu TS, Liu HJ, Wong AHS. Household gas cooking : a risk factor for respiratory illnesses in preschool children. Arch Dis Child 2004;89:631-6.

213. Wright A, Holberg C, Martinez F, Halonen M, Morgan W, Taussig L. Epidemiology of physician-diagnosed allergic rhinitis in childhood. Pediatrics 1994;94:895-901.

214. Wright A, Holberg C, Morgan W, Taussig L, Halonen M, Martinez F. Recurrent cough in childhood and its relation to asthma. Am J Respir Crit Med 1996;153:1259-65.

215. Zeuger RS, Heller S. The development and prediction of atopy in high-risk children : follow-up at age seven years in a prospective randomised study of combined maternal and infant food allergen avoidance. J Allergy Clin Immunol 1995;95:1179-90.

ANNEXE 1

FICHE D'ETUDE N° :

Nom :   Prénom :   Sexe :   Date de naissance :

Age :   Origine :   Adresse :
Tél. :

N°dossier :   N°fiche de consultation :

ATCD :

  *Familiaux :   Consanguinité :

                Atopie :   type :   1-Asthme allergique

                                            2-Rhino   conjonctivite allergique

                                            3-Dermatite atopique

                                            4- Allergie alimentaire aliment :

                            Degré de parenté : mère   père collatéraux

Tabagisme :   mère   père   autres

*Personnels :
Période néonatale : terme :   PN :   allaitement maternel : durée :
DRNN :   Réa :   durée O2Ө :

Dermatite atopique :
Bronchiolite: âge1è épisode :   nbre épisodes :   VRS+ :
réponse aux β2:   hospitalisation: Réa: O2Ө :
Rhinite chronique :

Age d'entrée en collectivité :

ENVIRONNEMENT-CONDITIONS SOCIO-ECONOMIQUES :
Profession du père :   profession de la mère :
Conditions :   1-aisées / 2-moyennes / 3-défavorables
Type du logement :   1- appart / 2-villa / 3-traditionnel
Personnes/pièce :
Ensoleillement :   Humidité :
Animaux :
Literie :   laine   tapis   rideaux

SYMPTOMATOLOGIE CLINIQUE :

Age des 1è manifestations :

Nature des symptômes initiaux :

    Dyspnée :

    Toux :　　　　　　　　　nocturne :　　　　　　　　à l'effort : chronique :　　　　intensité :

    Sibilances :　　　　　　　　　　　　encombrement :

Caractère saisonnier :

Symptômes apparus secondairement : nature :

                                       âge :

Age du diagnostic :

Délai diagnostique :

EXAMEN CLINIQUE :

    Poids :　　　　　　　　　DS　　　　　　　　　　　Taille : DS　　　　P/PMT :

    Eczéma :　　　　　　　　　　　　　　Déformation thoracique :

    Obstruction nasale :　　　　　　Rhinorrhée/prurit nasal :

    Auscultation pulmonaire :

    Examen ORL :

    Autres signes :

EXAMENS COMPLEMENTAIRES :

   Rx thorax :

   NFS : Hb=　　　　　　PNE=

IgE totales :
EFR: âge: conclusion:

Tests cutanés: âge: conclusion:

TOGD: pH métrie:
Bilan immunitaire:

DIAGNOSTIC:
Asthme: 1/ épisodique peu fréquent   2/- épisodique fréquent
3/- persistant

TRAITEMENT DE FOND :
    1-Non
    2-corticothérapie inhalée   Dose :
    3-β2 retard   Chambre
d'inhalation :
    4-cromoglycate de sodium
    5-Zaditen
    6-Théophylline LP
    7-Désensibilisation

EVOLUTION :
    Age :   recul évolutif :   suivi :   1-régulier   2-non
    Facteurs prédictifs de persistance des symptômes :
        Age de début :
        Atopie maternelle :

Tabagisme passif :

Test cutané positif :

Sévérité initiale de la maladie :

Evolution sous ttt de fond :

critères	Avant traitement	Sous traitement
Nbre de crises/mois		
Nbre total d'hospitalisations		
Nbre de consultations aux urgences/mois		
Intervalle intercritique(BIE,toux nocturne,encombrement)		
Qualité de vie (sommeil, sport)		
Corticothérapie générale		
EFR		
Classification		

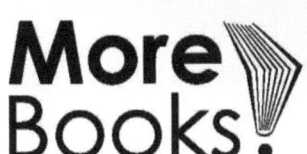

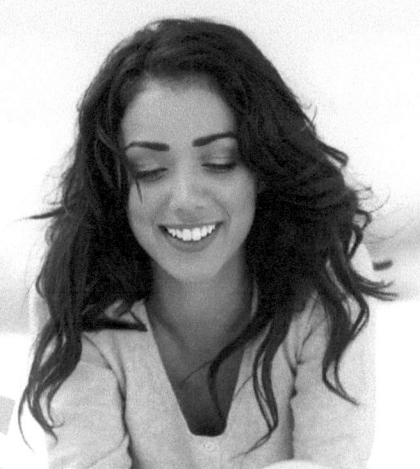

I want morebooks!

Buy your books fast and straightforward online - at one of the world's fastest growing online book stores! Environmentally sound due to Print-on-Demand technologies.

Buy your books online at
www.get-morebooks.com

Achetez vos livres en ligne, vite et bien, sur l'une des librairies en ligne les plus performantes au monde!
En protégeant nos ressources et notre environnement grâce à l'impression à la demande.

La librairie en ligne pour acheter plus vite
www.morebooks.fr

SIA OmniScriptum Publishing
Brivibas gatve 1 97
LV-103 9 Riga, Latvia
Telefax: +371 68620455

info@omniscriptum.com
www.omniscriptum.com

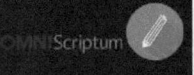

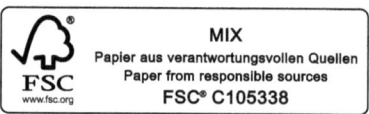

Printed by Books on Demand GmbH, Norderstedt / Germany